忙しいなら
ピラティス
以外
ぜんぶ
やめていい

優木まおみ

はじめに

「美容法はなんですか?」とよく聞かれるんですが、本当にピラティスだけなんです。ピラティスに出合って、体が変わりました。体形だけじゃなく、髪も肌も爪も。

まず髪が生き生きし始め、毛の一本一本が太くなりました。

冷えがなくなって指先まで血がめぐるから、きれいになるんだと思います。爪のタテジワが薄くなりつやつやに。昔は指もガサガサでしたが、何も塗らなくてもささくれなくなりました。それと二の腕の毛孔性苔癬。毛穴に角化した発疹ができ、肌がプツプツ、ザラザラになる病気で、思春期や産後などホルモンバランスのくずれや、乾燥、肥満などでできやすくなるんです。角化の進行が速く、肌の生まれ変わる速度が追いつけないんですね。それが次女の産後にできて、「もうずっと治らないのかな」と悩んでいたけれど、ピラティスを始めたら全部消えました。

なぜピラティスだったのかというのは、たまたま近所にサロンがあったから。運命ですね。次女の妊娠中、切迫早産で4週間入院して体力が劇的に落ちたんです。4週間一歩も歩かないでいると、人間ってここまで衰えるのかと。筋力も落ちたし、尿漏れもありました。何もできない自分にものすごくがっかりしました。夜間授乳で睡眠不足だから、なかなか体調も戻らない。撮影や収録でキラキラした風を装っているけど、中身はボロボロ。つくられた世界と実際の自分にものすごくギャップを感じていました。かといって、ここで人生あきらめるのはイヤだし、だらんとした見た目も、ぽっこりおなかも尿漏れも、やっぱりちゃんとしたいと思って。骨盤底筋がゆるんでいるのは実感していたので、ダイレクトに効きそうなピラティス……「あ、家の近くにサロンがある」ってなって。

いざ行き始めたら、ほかの人よりたくさん通いました。仕事がら「ヤセてください」みたいな圧がすごいし、行くたびに体がよくなるのを感じていたから。また、メソッドが論理的で不調の原因が自分でわかり、知的好奇心をくすぐられる感じにもハマりました。で、「100回レッスンに通ったら養成コース受けてみようかな」ってふと思ったんです。そうしたらあっという間に100回いってしまった（笑）。行けるときは週2〜3回通って、1年半後くらい。「これは〝ピラティスをやる人になれ〟っていうことなのかな」ってくらい飽きませんでした。

「体がすごく変わったね」って言われ始めるまで、1年くらいかかりました。レッスンが終わって帰るときには肩や腰の痛さがなくなり、体がシャキッとスキップしたい気持ちになる。それだけでもうハッピー。でも、まだ夜中の授乳とかもあり、2〜3日すればもとの疲れた体に戻ってしまう。けれど生活にピラティスをとり入れることで、元気でいる時間が少しずつ長くなっていきました。どんより暗い気持ちでいる時間も減って。

「忙しくて時間がないけど、どうすればきれいになれますか？」という質問をよくいただきますが、そういう人にこそピラティスをおすすめしたい。肌や髪、ダイエットや体調管理などのケアがひとつにしぼれて時短になる。そしてね、今コロナ禍で無性に不安という人、心が落ち込んでいる人にもぜひ試してみてほしいです。ピラティスで心が安定し、生きるのがラクになります。実際に私がそうでしたから。

優木まおみ

41歳、
自分史上最高の
カラダに！

20代でグラビアモデルをしていたころの体より

ピラティスでととのえて、女性らしくしなやかに引き締まった

今の体のほうが、ずっとバランスがよくて好きです。

41歳になりましたが、

これからも自分史上最高の体を更新していきたい。

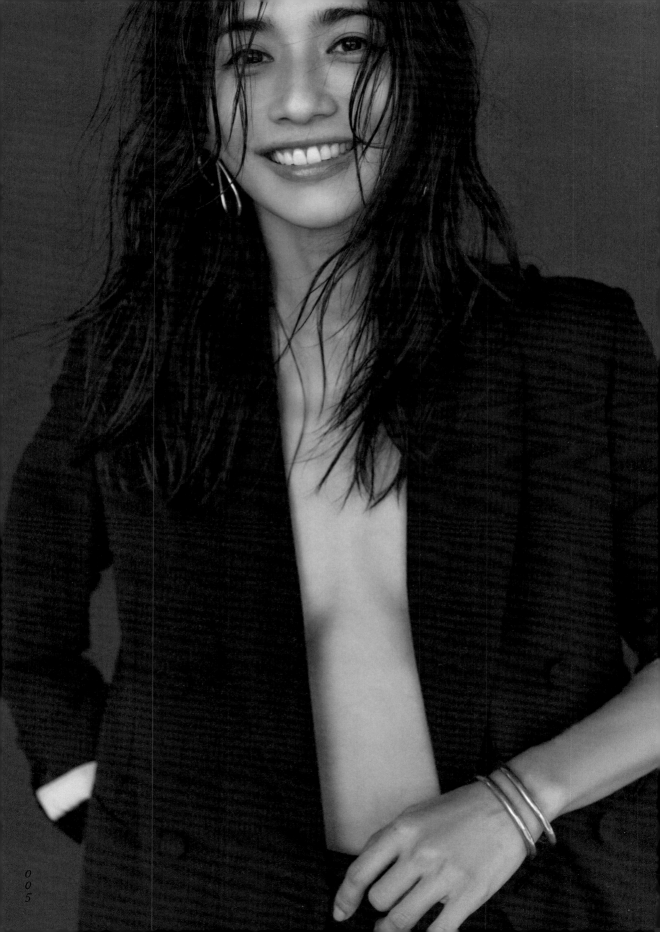

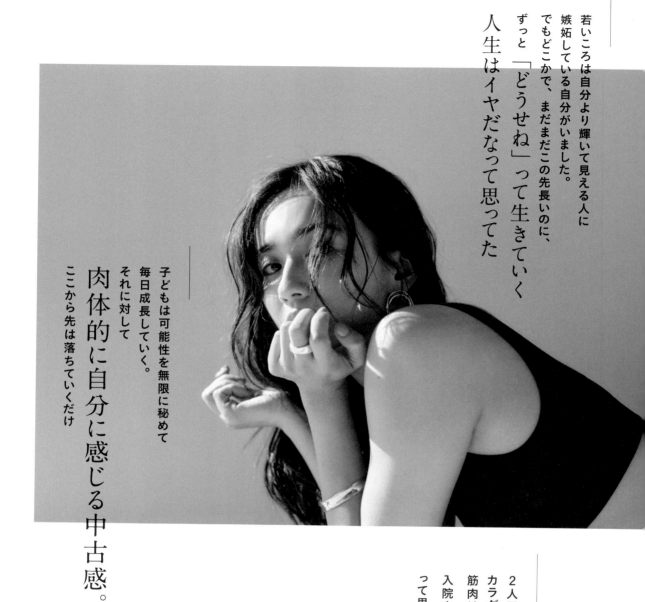

若いころは自分より輝いて見える人に
嫉妬している自分がいました。
でもどこかで、まだまだこの先長いのに、
ずっと「どうせね」って生きていく
人生はイヤだなって思ってた

子どもは可能性を無限に秘めて
毎日成長していく。
それに対して
肉体的に自分に感じる中古感。
ここから先は落ちていくだけ

2人目の出産で、1カ月入院して
カラダがボロボロになった。
筋肉は落ちて、体が重くて、
入院中、「もうダメなのかな?」
って思い詰めるくらい落ち込んだ

グラビアモデル時代はムチッとした体が男性ウケした
のかもしれないけれど、自分的にはコンプレックスだらけで。
ヨガが好きとか自分磨きをがんばれる人を
うらやましいなと思いつつ、どこか斜めから見ている自分がいました。
でも、キラキラしてる人を羨望のまなざしで見ているだけの
そんな自分のままでいるのはイヤだなと思っていて、
ピラティスという新しい世界に飛び込んでみた。
そしたらすごく楽しくて、うらやむ気持ちなんてなくなりました。
なんでもやってみようと思えるマインドになったのは
ピラティスのおかげ。昔からそうだったわけじゃない。
体も心もすごく変わりました。

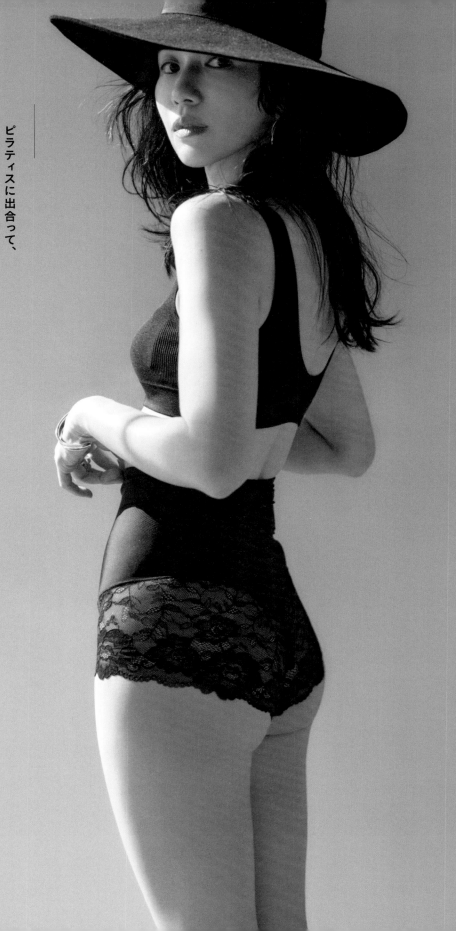

ピラティスに出合って、

「もう私の体はあきらめた」から

「まだまだいくらでも変われる！」になった

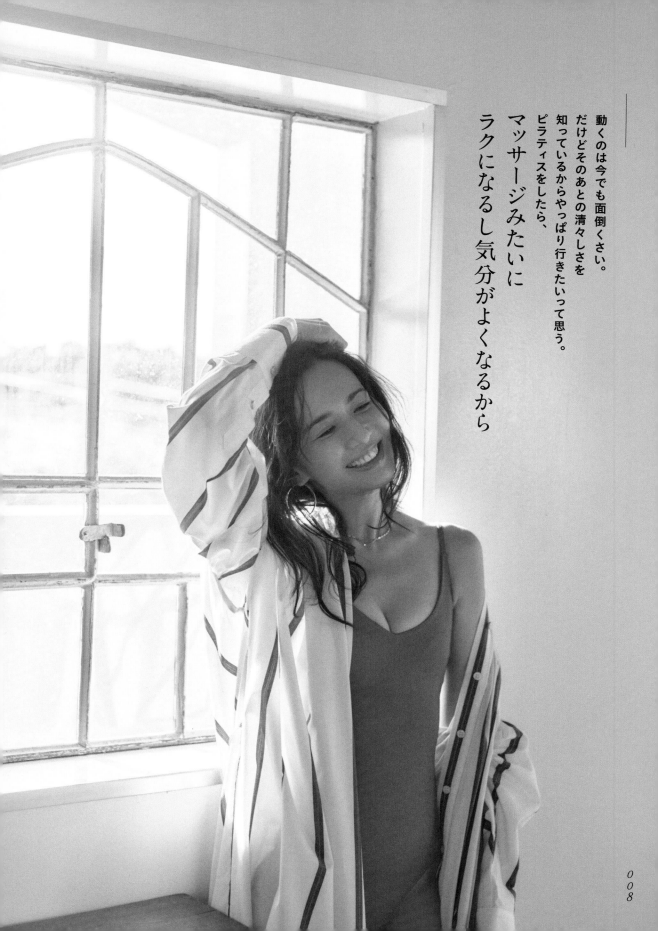

動くのは今でも面倒くさい。
だけどそのあとの清々しさを
知っているからやっぱり行きたいって思う。
ピラティスをしたら、
マッサージみたいに
ラクになるし気分がよくなるから

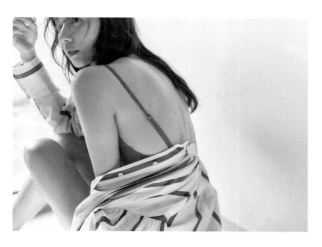

赤ちゃんを抱っこしてるだけで1日が終わってたころ
寝たいのに寝かせてもらえなくて、生活が一変して、
自分が何もできていない気がしてすごく病んでた。
ちょうど『すくすく子育て』（NHK Eテレ）という番組の司会を
やってたので、子育ての専門家の先生に半泣きで
相談したら、「60点の育児と60点の仕事をしたらそれで
120点でしょ？」と言われて、すごく救われたんです。
それからはなんでも加点方式。
ピラティスだって同じです。100％の力でできなくても
何もやらないよりはずっといいから。

完璧主義ではいられない子育てを通して、
がんばったことはポジティブに
加点方式で考えられるようになった！

40点しかできない日があっても、
3日続ければ120点でしょ？

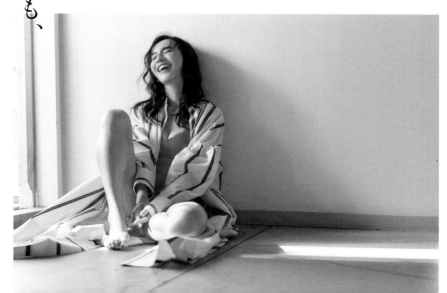

ピラティスは骨のポジションがととのって、
やわらかくほぐれた筋肉が適量つくだけ。
普通の食事さえしていれば、基礎代謝で勝手に
ヤセていくし、いらない脂肪も自然と消えていく。
バランスがととのうまでは少し長い目で
見ることが必要だけど、
ととのってきたら、日常生活自体がトレーニングに
なるから、ちょっとやそっとでは体はくずれない。
人間の本来あるべき姿になっていくから、ピラティスを
している人ってみんな体形が似てくるんです（笑）。

ピラティスは、
本来あるべき姿に戻していくだけ

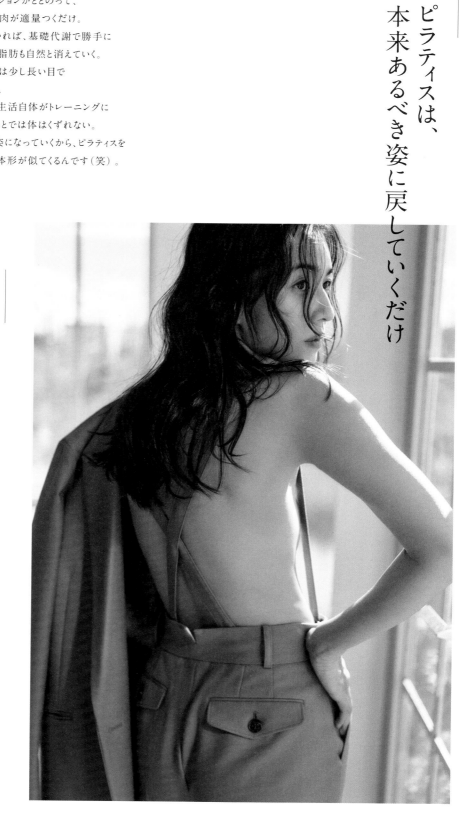

人間の本来つくべき場所に筋肉をつけ、
あるべき場所に骨格を戻す。それによって、

体のラインが勝手にととのう

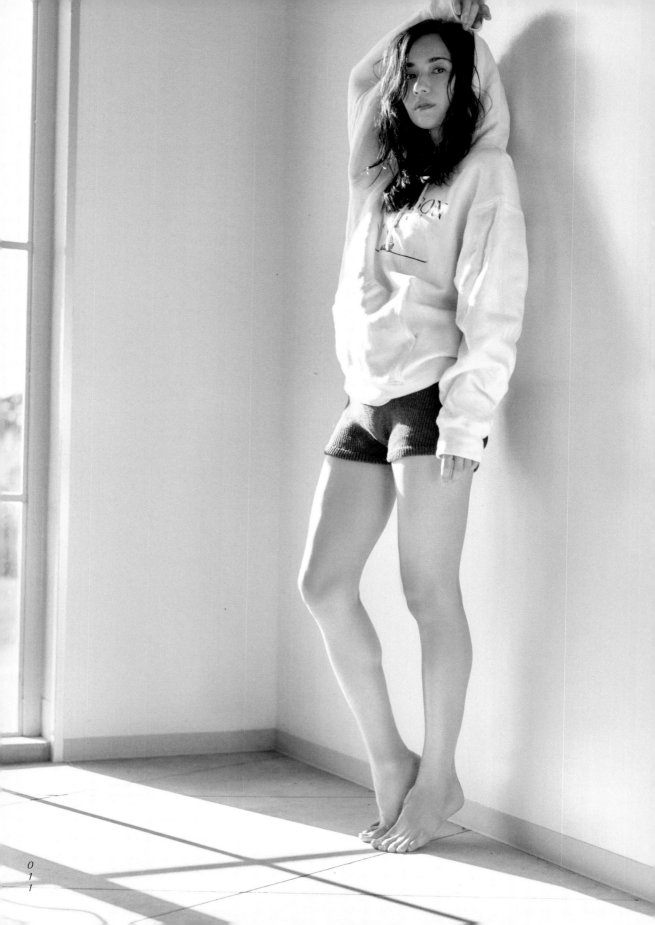

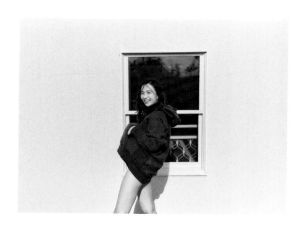

ピラティスを始めたころは、
肩も腰も「痛い、痛い」だったのが、
回数を重ねるごとに元気でいられる時間が長くなりました。
「ピラティスってつらくない？」と
聞かれることもあるけれど、背中の丸いときのほうが
よっぽどつらい生活をしていたと思います。
ピラティスのおかげで、アトピーや喘息や
アレルギーといった不快な症状もだいぶ改善して、
体の痛みもなくなって、
生きていることがラクになりました。

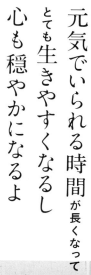

元気でいられる時間が長くなって
とても生きやすくなるし
心も穏やかになるよ

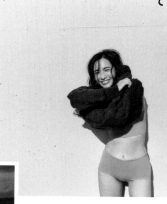

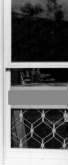

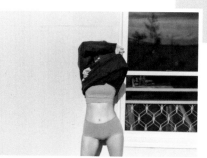

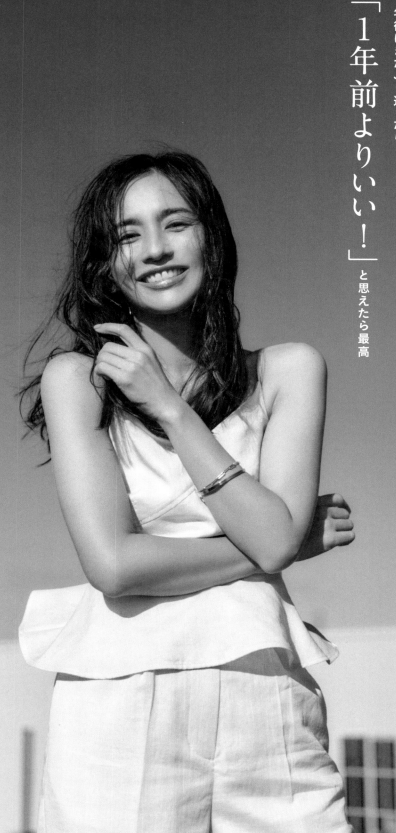

この年齢になっても
昨日よりいい自分になって、
1年後にまたふり返ったら
「1年前よりいい！」と思えたら最高

CONTENTS

慣れてきた人向けパーツ別 LESSON

**瞑想のための朗読を聞ける／
ピラティスの動きを動画でも見られる**

瞑想のページ(p.29)、各エクササイズページ
(p.46〜)にあるQRコードをスマートフォンやタ
ブレットのアプリで読み込み、表示されたURLに
アクセス。優木まおみさんによるマインドフルネス
瞑想のための朗読を聞いたり、ピラティスのレッ
スンを受けることができます。

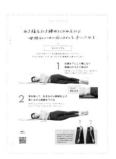

"肌・髪・カラダ" ぜんぶ変わった!

→ リッチな美容液は不要に

→ シャンプーだけでも髪が生き生き

→ 代謝がよくなり、角質ケアも不要に。
悩んでいたできもの(毛孔性苔癬)がなくなりました

→ 20代のころより
おなかが薄くなり、絶対的くびれができました

→ ほぼなくなりました!!

朝晩の長〜いケアルーティン、
負担に思ったら試してみて!

ピラティスひとつで、

第2子出産後に台湾で角質とりをしたら、引くほどとれて
思わずインスタにあげてしまいました(モザイク処理ずみ!)。
「これからずっと角質がたまる人生なんだ」と思っていたけれど、
ピラティスを始めたことで、きちんと代謝する体に戻り、
かかとがざらつくこともなくなりました。これはほんの一例で、
ボディーはもちろん、肌、髪、体調から内面まで私のすべてを
変えてくれたピラティス。もしみなさんが、忙しい毎日の中で、
セルフケアを満足にできず、キレイになることをあきらめたいと
思い悩むことがあったら、一旦すべてのケアを
ピラティスひとつにしぼってみるっていうのも手だと思います!

| スキンケア |
| ヘアケア |
| ボディーケア |
| ダイエット |
| PMS（月経前症候群） |

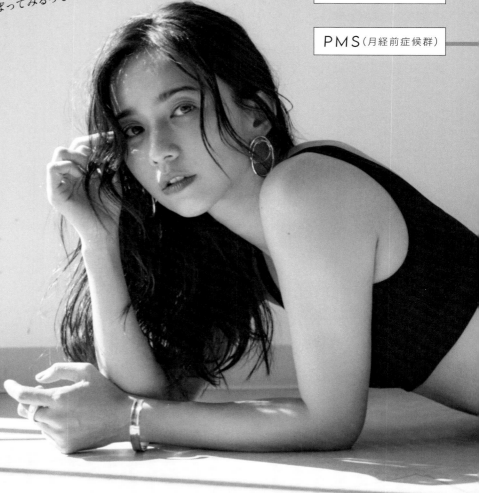

忙しい人ほど効果を実感

最小の努力で

カラダが変わる理由

ヤセたいと思いながら、はやりのダイエットに飛びついて
無駄な努力をしていませんか？

体づくりに100％の労力も時間も割けない大人だからこそ、
意味のないがんばりはしたくないし、
ロジカルで効果のあることだけに、ピンポイントでフォーカスしたいですよね。

私が紹介するメソッドは、自律神経をととのえて、ストレスケアをしながら
ヤセやすい体をつくる方法。メンタルとボディーの両面に働きかけ、
相互によい作用をもたらしていくから、
最小の努力でキレイが手に入るんです！

CHANGE!

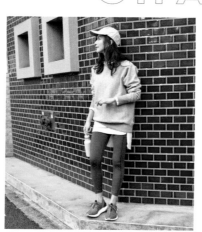

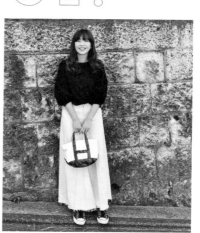

現在　＜＜＜＜＜＜＜＜＜＜＜　3年前

生活しているだけで
ヤセられるカラダに

ピラティスをすると正しい位置に骨格がととのい、バランスよく筋肉がつくので、生活すること自体がエクササイズになります。また基礎代謝が上がって、何もしなくてもアメ車のようにエネルギーをたくさん使う体に。自律神経もととのうので、効率よく体が働くヤセ体質になり、運動した以上の効果が日々得られるのです。

自律神経 がととのい、
食生活も乱れなくなる

ピラティスは「動く瞑想」ともいわれ、思考が背骨や筋肉に集中するためマインドフルネス効果があり、自律神経がととのうのです。鹿を食べたばかりのライオンが目の前を通るうさぎを狩らないように、本来、動物に「別腹」はありません。自律神経の乱れが食欲を狂わせるので、自律神経がととのえば自然と食生活もととのいます。

現代の女性に必要なケア、
それがピラティスひとつでかなう!

多くの情報とストレスにさらされる現代社会において、心身ともに健康で美しくいるためには、ボディーラインをととのえるということと同じくらい、自律神経をととのえ、ストレスケアをすることが重要です。ピラティスなら心も体も同時にととのいます。

最小の努力で最大の効果を発揮するために！

優木まおみが 実践してほしい 2つのプログラム

1

ピラティスを **しない** 日

1日10分、
心身をととのえる
時間を持つ ことで

その日の疲れをまずはリセット

毎日がんばり続けるのは無理がある。体と心のケアで気持ちのいい循環を

一生懸命やりすぎると疲れるから、生徒さんには「コミットしないでくださいね。だらだら長く続けよう」って言ってます。がんばる＝がまんだから、全力でがんばっている人は突然やめてしまったり、ヤセたあとに「前の生活に戻りたい」と心がリバウンドしてしまったりもする。無理するのって結局は非効率なんです。

生活すべてが運動やボディーメイクにとらわれるのは好きではないので、私はピラティスを毎日はやりません。私が推奨しているのは週2〜3回です。体育の授業ってだいたい週3回くらいだか

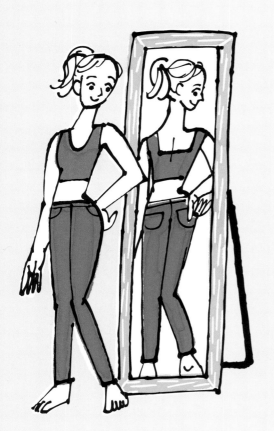

ピラティスに 集中する 日

2 週2、3回の "少しだけハード"な ピラティス が

カラダをしっかり変えるのに有効

ら、健やかな生活のためにはそのくらいの運動が必要なのだと思う。やらない日も1日10分は自分に目を向けてストレスケアをする。「今日は何もできなかった」ではなく「10分もできた」と思えばストレスをためずにすむ。自律神経をととのえるとヤセやすい体になるので、ダイエットも前進します。

その代わり、やるぞって決めた日はハードに。「モヤモヤするとピラティスサロンに行きたくなるな」「行くとスカッとするのはなぜ?」という気持ちを追求したらマインドフルネス(P.27)にたどり着いたんです。ピラティスって、必死で指示を追いかけているうちに、日々のよけいな悩みから解放されて、体だけにスッと集中させてくれる。私はそのフロー状態(=超集中。運動でいうゾーン)が好きで。自分には少しハードすぎるくらいのことを連続でやっていると、脳が休まるんです。すると自律神経がととのいストレスがなくなるから、体にとってさらによい循環が生まれるんです。

ピラティスを **しない** 日

OFF

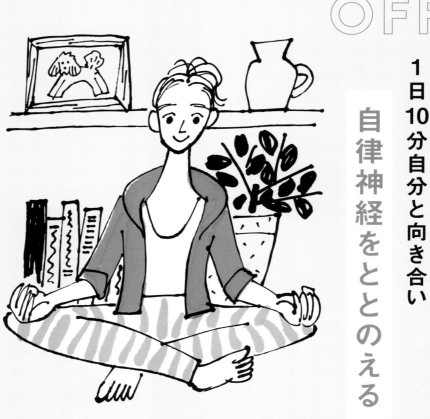

1日10分自分と向き合い

自律神経をととのえる

日々の生活パフォーマンスが上がる。
心身がととのうことで、リバウンド防止効果も

疲れて限界のときは内面ケアだけを実行。何か1つのことに集中することで、自律神経がととのいやすくなります。たとえば、p.24〜のプログラムで紹介しているような瞑想をする、ストレッチをする、など。そのほか、マッサージでもいいし、スマホを置いて食事に集中するだけでも効果があります。ただし、テレビを見ながらマッサージをする、音楽を聞きながらヨガをする、など"ながら"でする行為は脳が休まらないのでNG。

ピラティスに 集中する 日

ON

ハードなピラティスで、

集中したフロー状態 を目ざす

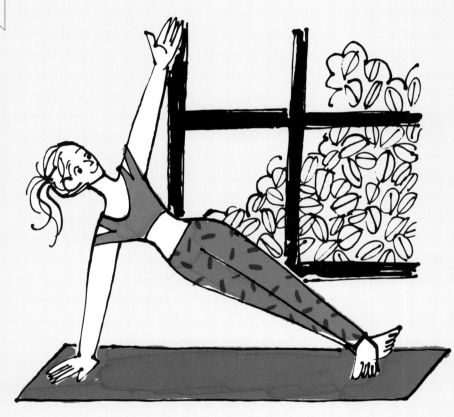

限られた時間で効率よく
体幹を鍛えられ、脳もリフレッシュ。

この日だけはがんばって、ハードなピラティスを。考える余地を自分に与えないほど集中すると、脳が休まりスッキリします。しっかり体を鍛えられ、脳も休まり、自律神経がととのって効率よくヤセやすい体になる、と一石四鳥！ 本を見ながらだとフロー状態に入るのはむずかしいので、がんばって動きを覚えて自分を追い込んで。それでもフロー状態に入れないという人は、オンライン含め、レッスンに参加してみるというのもひとつの手です！

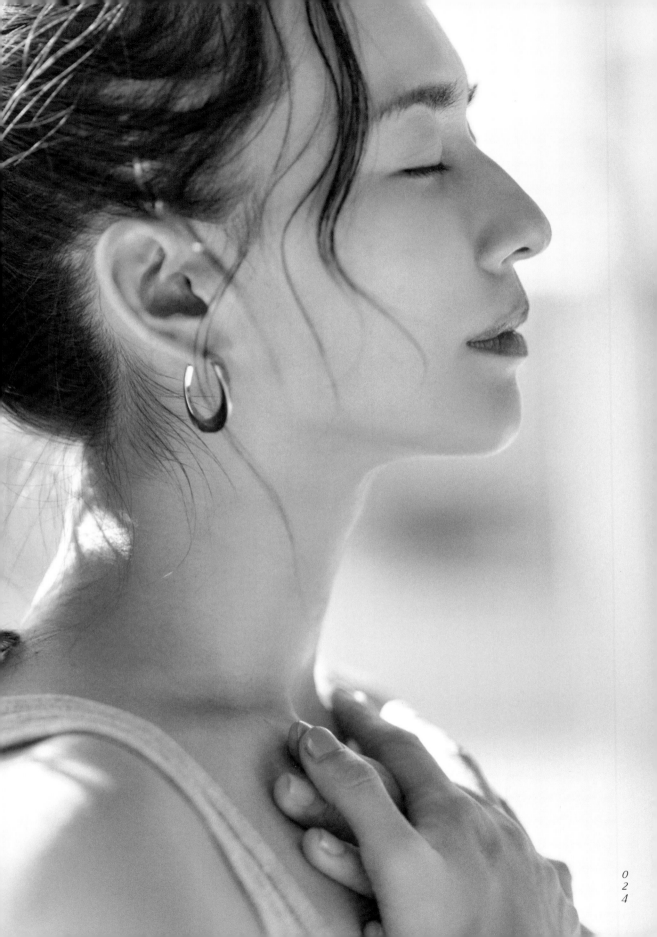

1

ストレスフルな社会を生き抜く現代の人たち。毎日がんばりすぎて自分を犠牲にしていませんか? ストレスをためていると自律神経が乱れ、食生活も荒れて体がうまく機能しなくなります。また、体の調子が悪いと元気も出ません。今、私たちに必要なのは自分を大切にすること。そして乱れがちな自律神経をととのえること。1日10分だけ、仕事のこと、家庭のことをあと回しにして、自分と向き合いましょう。美しい体をつくるには、内面のケアも必要なのです。

contents

1日10分、自分ケア PROGRAM

疲れている日こそ、心身をととのえる習慣を

1日10分、自分と向き合う時間を持ちましょう

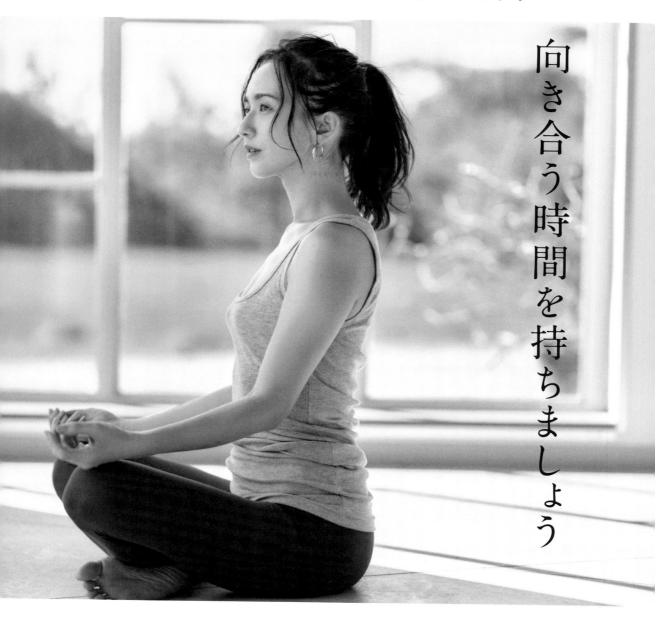

「集中して自分に向き合う」時間を1日10分持つこと。何をするかはあなたの自由。
大切なのは「何かをしながら」ではなく、それだけに集中し、マインドフルネス状態をつくって
脳を休ませること。たとえば、瞑想をする、腹式呼吸をしてリラックスすることは、
時間や場所を選ばずトライしやすいのでおすすめ。私自身は、瞑想はもちろん、
入浴中や寝る前の時間を使って、p.30〜紹介しているストレッチをします。

Let's Meditate

どこでもできて、始めやすい！

瞑想＋呼吸 で

自律神経をととのえるといい！

ほかにも……

☑ **ストレッチ**　　☑ **マッサージ**

など基本的には何をしても OK

自律神経とは内臓など体の機能を調整する神経のこと。「体の動きを活発にする交感神経」と「体を休める副交感神経」で成り立っていて、基本的には自律神経を自分で調整することはできません。けれど、呼吸に意識を集中して腹式呼吸を行うことで、副交感神経を優位にすることができます。そして、心身ともにリラックスすることができる。また、呼吸に集中すること＝マインドフルネスで脳を休ませれば、ストレスから一時的に解放されるんです。つまり「瞑想しながら呼吸をととのえる」ことは、自律神経をととのえるのに最適な方法なのです。ほかにも、マッサージやストレッチなど1つのことを集中して行ったり、時間がない日はスマホを置いてしっかり食事に集中する"マインドフルイーティング"をするだけでも効果がありますよ。

How to ▶ **好きな場所で、好きな座り方でOK**

場所はどこでもOKですが、慣れるまでは物音が少なくリラックスできる場所がおすすめ。座り方に決まりはないので、イスに座っても床にあぐらをかいてもいい。私は横になって行うのもいいと思っています。肩の力を抜いて、ゆったりと自然なペースで腹式呼吸をします。意識を呼吸だけに集中して。p.29の朗読を聞きながら行う瞑想もぜひ試してみてください！

**マインドフルネス瞑想
＝「今この瞬間」に意識を向ける瞑想法**

いつもそばにスマホがあり、情報量の多い現代、脳はいつでもフル回転していて「心ここにあらず」の状態。休んでいるつもりでも、スマホのアプリがたくさん動いているのと同じで疲れが抜けません。心を「今」に向けるマインドフル状態をつくることで、脳がよけいな考えごとをしなくなり、ストレスを軽減することができます。

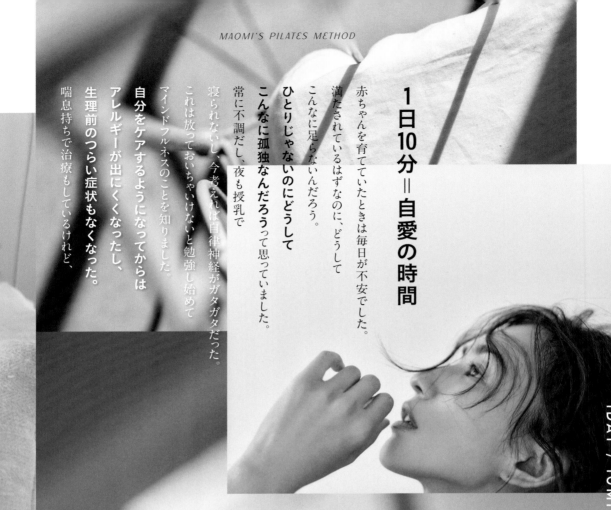

1日10分＝自愛の時間

赤ちゃんを育てていたときは毎日が不安でした。

満たされているはずなのに、どうして

こんなに足らないんだろう。

ひとりじゃないのにどうして

こんなに孤独なんだろうって思っていました。

常に不調だし、夜も授乳で

寝られないし、今考えれば自律神経がガタガタだった。

これは放っておいちゃいけないと勉強し始めて

マインドフルネスのことを知りました。

自分をケアするようになってから

アレルギーが出にくくなったし、

生理前のつらい症状もなくなった。

喘息持ちで治療もしているけれど、

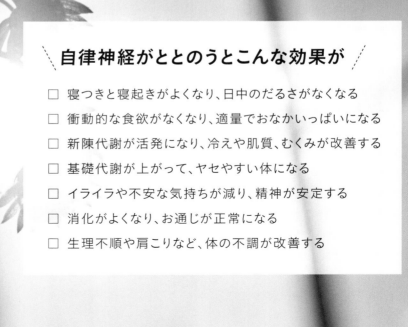

＼ 自律神経がととのうとこんな効果が ／

☐ 寝つきと寝起きがよくなり、日中のだるさがなくなる

☐ 衝動的な食欲がなくなり、適量でおなかいっぱいになる

☐ 新陳代謝が活発になり、冷えや肌質、むくみが改善する

☐ 基礎代謝が上がって、ヤセやすい体になる

☐ イライラや不安な気持ちが減り、精神が安定する

☐ 消化がよくなり、お通じが正常になる

☐ 生理不順や肩こりなど、体の不調が改善する

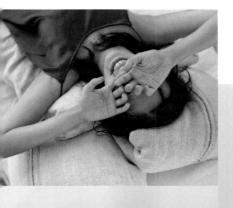

1DAY / 10MIN.

すごく不調というときが
なくなって、ずいぶんと
生きるのがラクになりました。
自律神経が乱れてると
イライラして
「何か食べてやれ！」って
気になるけど、ととのうと
「運動したい」ってスイッチが入る。
心と体はリンクしてるから、
自分の心をケアして、
自律神経をととのえるって
体をととのえることにもつながってくるんです

まおみボイスの朗読で
マインドフルネス瞑想を

オンラインレッスンで、瞑想するために朗読している
ものを、今回特別にアレンジ。寝ながら聞くだけでも
マインドフルネス瞑想ができて自律神経が整うスペ
シャル朗読です。心が洗われてスッキリすると泣き
出してしまう方もいるくらい。

収録されている瞑想は、Mindfulness with Emi 飯塚えみ氏
（www.emiiizuka.com）による原案となっております。

╲ ここから聞くことができます ╱

瞑想01　　　瞑想02　　　瞑想03

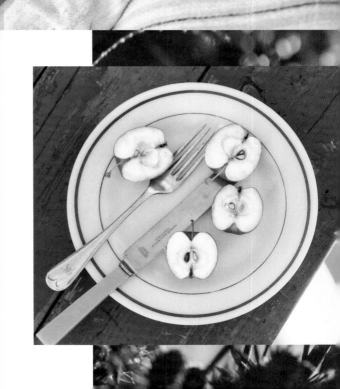

つかり "ながら" ストレッチで効果UP

お風呂10分 ⏲ プログラム

体のあたたまっている入浴中はストレッチに最適。ストレッチは息を吐きながら、1つの動作を8〜10秒で行って。くり返すものは体調に合わせ5〜10回。適度な水分補給を忘れずに。

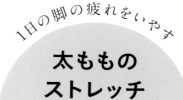

1日の脚の疲れをいやす

太ももの ストレッチ

1日の終わりに、血液やむくみのたまった下半身をほぐします。痛くない範囲で行って。

1 適度な高さの台に足を乗せて 太ももの後ろ側を伸ばす

あぐらをかいて座り、浴槽のへりやイスに足を乗せる。もっと伸ばしたい場合は上半身を前傾させて。ふくらはぎをもんでも◎。

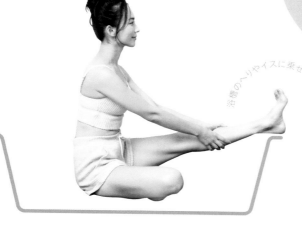

浴槽のへりやイスに乗せる

2 体の向きを 横向きに変えて 太ももの内側を伸ばす

そのまま、体を横向きにして内ももを伸ばす。脚と逆側の腕を伸ばし、脚側に体を傾けるとわき腹も伸ばせます。反対も同様に行う。

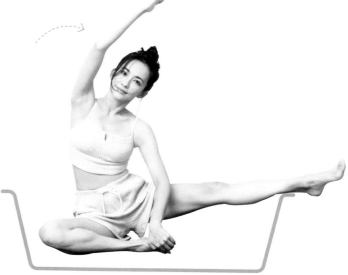

1 浴槽のへりにつかまり 背中を自然に伸ばす

しゃがんでひざをつき、浴槽のへりなどにつかまる。背中は自然なS字を描くように伸ばす。

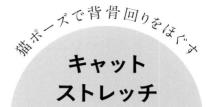

猫ポーズで背骨回りをほぐす

キャット ストレッチ

お風呂のへりなどにつかまって行って。背骨をほぐして、背中の緊張をとります。

2 息を吐きながら 腰椎から丸めるように 下から背中を丸めていく

まず息を吸い、ゆっくり息を吐きながらおなかをへこませ、腰椎から背骨を1つずつ丸めていく。

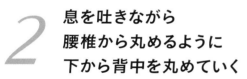

背中を丸める

腰椎

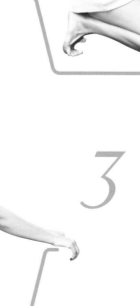

背中をそらせる

3 息を吸いながら 胸から順に伸ばしていく

おなかはへこませた状態をキープ。胸を前に見せるようにして少しずつ伸ばしていき、腰まで伸ばす。

肩の
ストレッチ

~~~~~~~~~~~~

こり固まった肩を、前後に回してほぐすストレッチ。肩甲骨回りもやわらかく。

1

浴槽のへりに左手をつき
肩で円を描くように前へ回す

腰と背中が丸まらないように注意してあぐらをかいて座り、肩で円を描くように前へ回す。

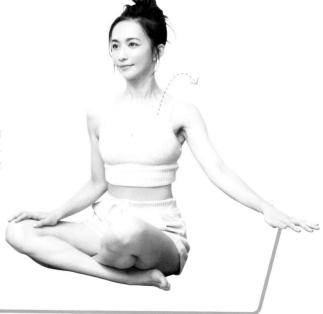

2

肩を後ろへ回し
前回し→後ろ回しを
リズミカルにくり返す

姿勢と手の位置は変えずに、肩で円を描くように後ろに回す。後ろは回しにくいので肩甲骨を意識して。1～2をくり返す。反対も同様に行う。

1DAY / 10MIN.

胸をほぐして内巻き肩を解消

胸の
ストレッチ

大胸筋が張ると、肩が引っぱられて内巻きに。肩こりの原因にもなるのでほぐします。

1 浴槽のへりに左手をつき
背すじを伸ばし右を向く

あぐらをかいて座る。左手をへりにつき、右手を胸に当て右に体をねじり、大胸筋を伸ばす。へりのかわりに壁を使ってもOK。

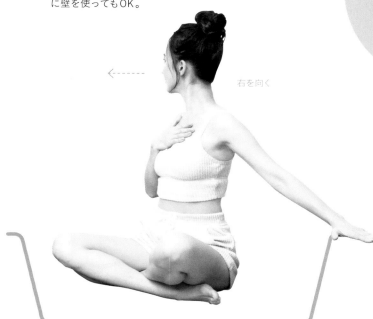

右を向く

2 右手の指を使って
大胸筋をもみほぐす

顔を正面に戻し大胸筋をゆるめ、右手を使ってマッサージ。親指は鎖骨下のくぼみ、残りの指をわきに入れる。反対も同様に行う。

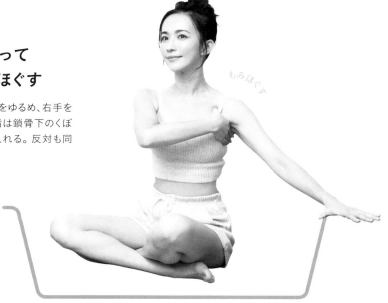

もみほぐす

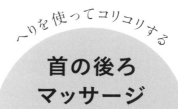

へりを使ってコリコリする

首の後ろ
マッサージ

浴槽のへりに寄りかかり、出っ張りを首に当てて痛気持ちいいポイントを探します。

1 へりに首を当て
漢字の「一」を鼻先で描く

浴槽の中に座り、へりに寄りかかる。首の気持ちいい場所を出っ張りに当てて、顔を左から右に動かす。

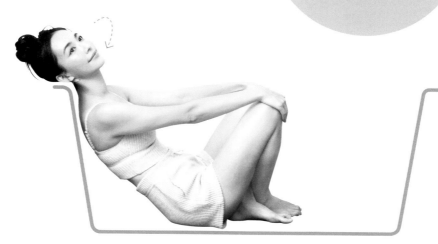

2 首の支点の位置はずらさずに
鼻先で数字の「1」を描く

姿勢をキープしたまま、へりの出っ張りに当てた首を支点に、顔を上から下へ動かす。

3 鼻先で渦巻きを描き
だんだん大きくしていく

首の支点はずらさずに、最初は1円玉の大きさから
始め、500円玉、もっと大きく……と円を大きくして
いく。

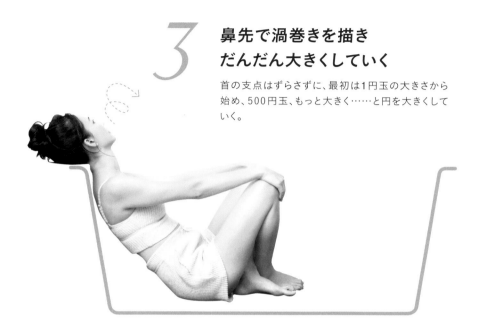

4 首の支点はキープしたまま
逆回転で同じように円を描く

3とは逆回しで、鼻先で渦巻きを描く。同じようにだ
んだん円を大きくしていく。

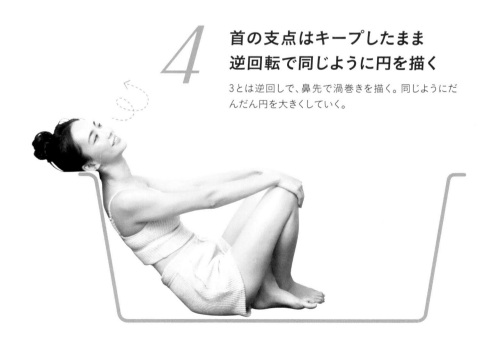

寝る前10分 ⏱ プログラム

疲れていたり、忙しくて何もできなかった日はベッドの上で自分をいたわる時間を。"ほぐす"ストレッチで股関節の可動域を広げることで、ピラティスや日常生活でバランスよく筋肉がつくようになりますよ。

1 あお向けになり 左ひざをかかえる

そり腰にならないように、お尻の割れ目のすぐ上にある仙骨を床につけてあお向けになる。両手で左ひざをかかえ、胸に近づける。左側のお尻の筋肉が伸びているのを意識して。

明日に疲れを残さない

下半身の ストレッチ

一連の動作で下半身全体をほぐします。息を吐きながら、8〜10秒ずつ伸ばしていって。

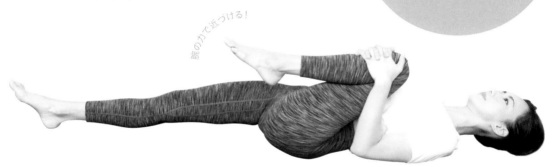

腕の力で近づける！

2 左ひざを曲げて開き 手で押さえて股関節を伸ばす

仙骨を床につけたままひざを直角に曲げて左に開き、左手でひざを軽く押さえつけて股関節を伸ばす。

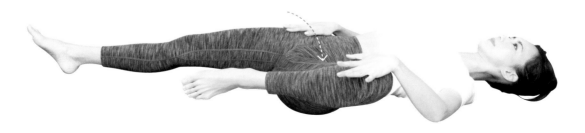

3 左脚を曲げたまま
股関節からぐるっと回転させる

手を離し、手のひらを下にして床に置く。体勢をキープ
しながら、曲げた左脚を左回りに3回、右回りに3回。

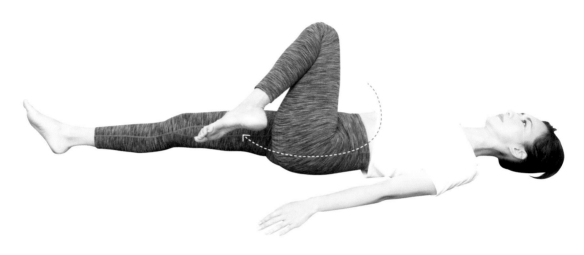

4 曲げた右脚を両手で引き寄せ
お尻の左側を伸ばす

両ひざを曲げ、左足を右ひざの上に乗せる。両脚のすき
間から左手を入れ、右ひざを両手でつかんで胸へ引き寄
せる。

BREATHE OUT!

POINT!
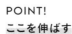
ここを伸ばす

5

左脚を伸ばし
胸に引き寄せ
太ももの裏を伸ばす

両脚を伸ばした状態に戻り、左脚を両手で胸に引き寄せる。太ももの後ろのハムストリングを伸ばすストレッチ。

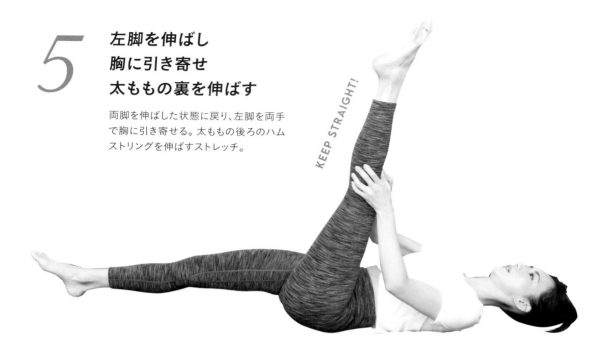

KEEP STRAIGHT!

Level down!

苦しい人は
タオルを使って

伸ばした脚を両手で持つのが苦しい人は、タオルを足の裏にひっかけて。タオルの端を引っぱれば難易度が下がります。

タオルを使ってもOK！

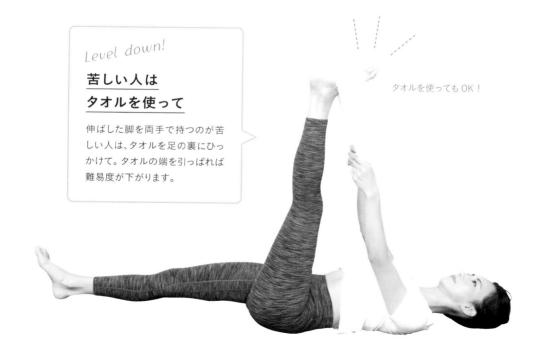

6 左脚を曲げて 左の太ももの前面を伸ばす

左脚を折り曲げて、太もものすぐ外側に置く。このプロセスのみ仙骨は床から離し、恥骨を上げる。反対も同様に行う。

恥骨を上げて骨盤を後傾ぎみに

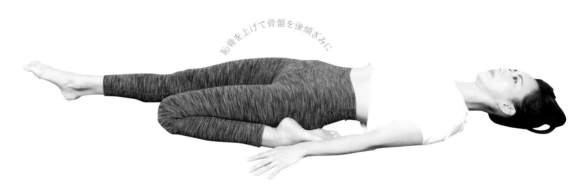

Level down!
体が倒せない人は
ひじをついて行って

ひざを曲げてあお向けになるのがつらい人は、ひじをついて体を支えても大丈夫。痛みが出るほど伸ばさないことが大切です。

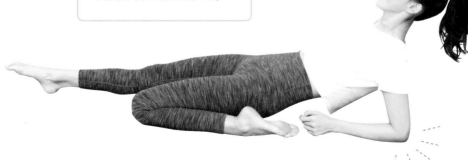

ひじをついてもOK

2

さぁ、いよいよピラティス編です。初めての人は初心者向けの基本Lessonから、基本をマスターした人は気になる運動からトライしてみて。回数が書かれていないエクササイズは1つの動作につき5～10回ずつ、右と左どちらも行うようにしてください。3セット行うのが理想です。「10回で気分がよくなり、20回で見た目が変わり、30回で体のすべてが変わる」というピラティスが、あなたの人生と体をよりよいものへと変えてくれますように。

contents

- 初心者向け **基本** *LESSON*
- 気になる **パーツ別** に鍛えよう

美腹編	美脚編
美尻編	美背中・美胸編
美二の腕編	

- **不調** に効くピラティス＆ストレッチ
- まおみ流　最高美肌もかなう **小顔** メソッド

週2ピラティス
PROGRAM

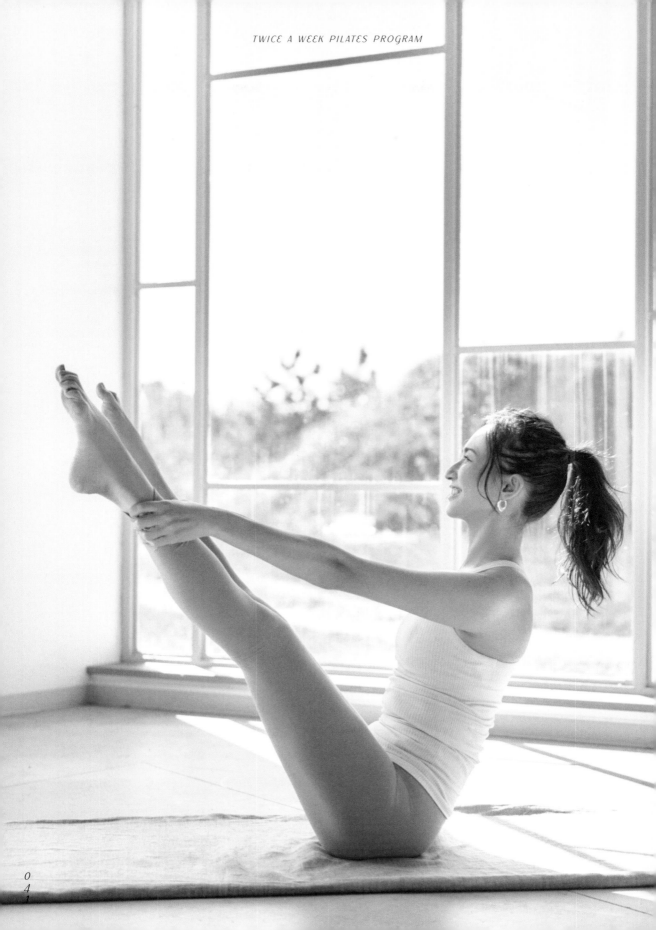

ピラティスって何？ ヨガとは違うの？

A ピラティスは体幹を鍛えて体をととのえます

ピラティスはリハビリのためにジョセフ・H・ピラティス先生が考案したエクササイズ。ヨガは精神面を重視しているけど、ピラティスはインナーマッスルを鍛えます。また、マットを使うピラティスは、すべてマットに近い低い場所で行うので転ぶ心配がなく、老若男女問わず安全に行えることも特徴です。

どんな効果があるの？

A 体が中からととのって、結果的に美しくなる！

ヤセるためや筋肉隆々にするためのメソッドではなく、芯を強くするメソッド。自分の馬力が上がります。また、姿勢がととのうことで使いすぎている筋肉と休みすぎている筋肉がバランスよく働きだす。そうすると過剰な縮みや引っぱりがなくなって、スタイルの均整がとれ、美しくなる。みんなが見て「しなやかでムダのない体形だな」って思うスタイルに近づいていきます。

血流もアップし、指先まできちんと血がめぐり、肌や髪の調子も改善します。私はもともとアトピー持ちなのですが、今はほとんど症状が出なくなりました。ターンオーバーのサイクルも正常に戻ったので、かかとの角質がなめらかになり、産後、腕にできた毛孔性苔癬もなくなりました。首の太いシワも薄くなりましたよ！

朝と夜、どちらにやるのが効果的？

A 朝も夜もそれぞれによさがあります！

朝はまだ目覚めていない体にエンジンをかける効果が。寝起きは体が固まっているので、ベッドの上であお向けでできるエクササイズであたためて。夜はゆがみがいちばん増長されているので、入浴後に、縮んだ背骨を伸ばしてあげるエクササイズなどを行うと自己調整力が高まります。

ジム通いなど、トレーニングが続きません

▲ 変わりたいときは そこそこがんばらないと

続かないというのは合わないってこと。迷わずやめていいと思います。合わないのはジムなのかトレーニング自体なのかはわからないけれど。ピラティスだって、みんなに合うとも限らない。ただ選択肢のひとつとして、私はおすすめしたいと思っています。ただ、変わりたいと思うときは、そこそこがんばらないといけなかったりはします。

忙しくて時間がないのだけど……

▲ 時間は意識して つくらないと生まれない

時間、ないですよね。子育てや仕事をしているとサロンに行く時間をつくるのはむずかしい。けど子どもがアニメを見ている15分を利用するとか、時間の余裕は意識してつくらないと、自然には生まれないかなって思います。ジムに行く2時間は厳しくても、この本を読みながらの10分、15分のピラティスならきっとできるはず。

どのくらいのペースでやればいいの？

▲ なんのためにやるのか 目的をしっかり考えて

週2〜3回が基準なんですが毎日やるのも週1やるのも悪くはないです。でもまず、なんのために運動をするのかを考えて。体づくりが生きるすべてって豊かな人生じゃない気がしませんか？体力がついてきたら、その体を使って何かほかのことに挑戦してほしいって思います。

運動経験がない人にはハードですか？

▲ 運動強度はいくらでも 変えられます！

最初の質問で答えたように、老若男女に向けてつくられたメソッドなのでムリなくできます。運動経験がない人はベーシックなものをくり返すことから始めていって、できるようになってきたらステップアップするのがおすすめ。ただ筋力UPを目ざさすなら、チャレンジすることも大事ですよ。

できる、できないで効果に差が出ます!

2大重要ポイントをマスター

まず最初に、基本の姿勢と動き方を覚えましょう。ピラティスでは背骨の位置や動かし方と、インナーマッスルを「入れる」ことがとても大切。ここでしっかりマスターして、感覚を身につけて。

ピラティス中に意識すべき

1 インナーマッスルの入れ方

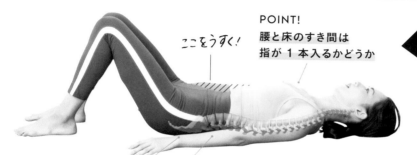

ここをうすく!

POINT!
腰と床のすき間は
指が 1 本入るかどうか

あお向けのとき

へこませたままの
おなかで胸式呼吸

背骨が自然なS字カーブを描くニュートラルポジションで、おなかをへこませながら胸式呼吸。鼻から息を吸い、口から吐く。

POINT!
仙骨をしっかりと
床につける

POINT!
背骨は自然な
S字カーブ

CHECK!
息を吸うときに、おなかはへこませたまま胸をふくらませる。吐くときともへこませたおなかをキープ。肋骨に手を当てて行うと、肺が広がる感覚をつかみやすいのでおすすめ。

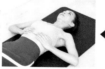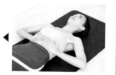

POINT!
背骨は自然なS字カーブ

四つんばいのとき

背骨はS字カーブで
おなかをへこませる

あお向けと同様に鼻から息を吸い、口から吐く。おなかをエレベーターに見立てて、1階から2階まで上がり、上がったままにする。

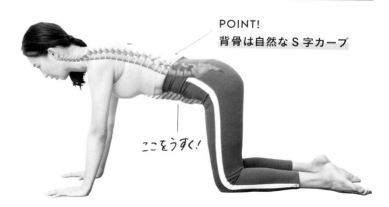

ここをうすく!

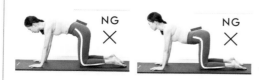

NG ✕   NG ✕

CHECK!
内臓が重い人や筋肉の少ない人は腰がそってしまうことが多いので注意。反対に腰が引けてしまうのもNG。正しいニュートラルの姿勢を覚えて。

まちがえやすいのでCHECK

2 正しい背骨の動かし方

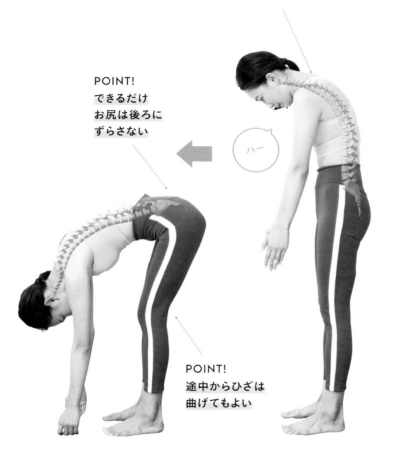

POINT!
頸椎のいちばん上から
丸めていく

背骨が
ニュートラルな状態

POINT!
耳・肩・
腰のえくぼ・
ひざのえくぼ・
くるぶしが
一直線

POINT!
できるだけ
お尻は後ろに
ずらさない

ハー

POINT!
恥骨と腰骨が
同一平面に

POINT!
途中からひざは
曲げてもよい

腰椎までしっかりと
ロールダウンしたら
ロールアップで戻る

お尻の位置を後ろにずらさずに
できるのが理想。下のほうまで丸
めたらひざは曲げてよい。ロール
アップも背骨を1つずつ起こして。

背骨の1つずつを
上から丸めていく
感覚でロールダウン

息を吐きながら背骨を上から少
しずつ丸める。太もも裏がやわら
かい人ほどすばやく折りたたんで
しまうけれど、ていねいに行って。

背中を自然な
S字カーブにして
まっすぐ立つ

骨盤を前や後ろに傾けず、ニュー
トラルなポジションで直立する。
ここから基本のロールダウン・ロ
ールアップに挑戦します。

\ 慣れるまでは、最低限これだけやろう /
ベーシックピラティス6

まずは何から始めたらいい？ という人向けに、基本のキとなる6つのエクササイズをご紹介。
ここでピラティスのベースとなる動きを覚えて、むずかしいものにチャレンジしていって。

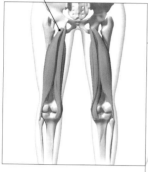

ハムストリング

おなか回り全体とハムストリング（太ももの後ろ）にフォーカス。背骨がととのい、骨盤や腰椎を安定させる効果もあり。体幹にしっかり効きます。

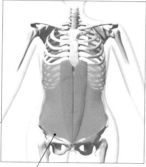

ここに効く！

腹筋群

BASIC EXERCISE **1**

腹筋と太もも裏に効く！

ペルビック カール

単純な動きながら、しっかりと太ももの後ろとおなか回りに効くのがわかるエクササイズ。代謝UPもねらえます。

あお向けになりひざを立て 手のひらと足の裏は床につける

背骨が自然なS字カーブを描くようにあお向けに。足はお尻から手のひら1つ分離したところに置く。手は体の横に。

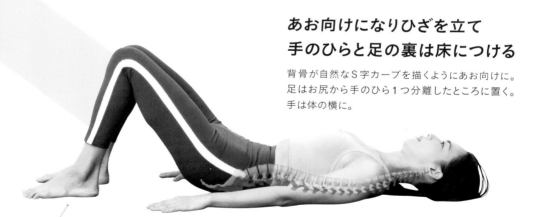

POINT!
足の裏を床につけて
体の力は抜く

CHECK! 最初におなかをひと下げするのを忘れずに！

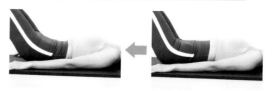

腰椎を丸めて腰を上げる前に、いったん骨盤を後傾させておなかをグッと下げ、薄くするのが重要。このひと手間を省略しないで。

BASIC EXERCISE

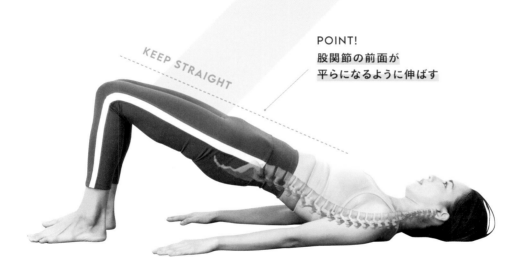

いったん背骨をすべて床につける

息を吐きながら腹筋を締めて
腰椎を丸めていく

まず息を吸い、吐きながら背骨がすべて床につ
くように骨盤を後傾させる。背骨を下から順に
丸めてお尻を持ち上げる。

POINT!
下から順に丸めていく

KEEP STRAIGHT

POINT!
股関節の前面が
平らになるように伸ばす

胸からひざが一直線になるまで
骨盤を傾けて上げる

背骨を丸めていき、体が一直線になるまでしっか
り伸ばす。息を吸い、吐きながらみぞおちから下
げ、仙骨がつくところまでおろす。

動画で
CHECK!

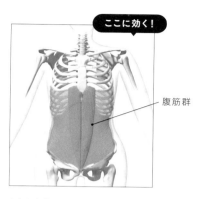

ここに効く!

腹筋群

おなか全体の筋肉を鍛えます。もちろん
インナーマッスルにも効果抜群なので、
おなかを引き締めたい人はできれば週3
回トライして。

おなかをしっかり鍛える!

ロールアップ

あお向けの状態から、反動をつけず背骨を
丸めながら起き上がるエクササイズ。胃下
垂やぽっこりおなかに悩む人におすすめ。

あお向けに寝て
手は頭の上に伸ばす

脚はまっすぐそろえ、つま先までピンと伸ばす「ポイン
ト」に。手は床につけると背中がそるので、斜め上に。

手のひらは内側に向ける

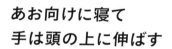

背骨を丸めながら
上体を起こしていく

骨盤を少し後傾させ、恥骨を高く上げたところか
らスタート。息を吸いながら、腕を体の前方に上
げ、続いて腹筋を締め、背中の上のほうからCカ
ーブをつくり上体を起こしていく。

POINT!
腕の間に頭が
埋もれないように

スー

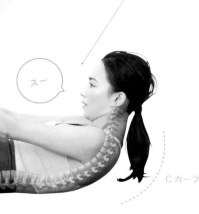

Cカーブ

Cカーブを保ったまま
体を起こしていく

息を吐きながらロールアップ。Cカーブを保ち、
おなかは引き下げたまま、背骨を1つずつ丸め
ていくようなイメージで起き上がる。

POINT!
**つま先は
伸ばしたまま**

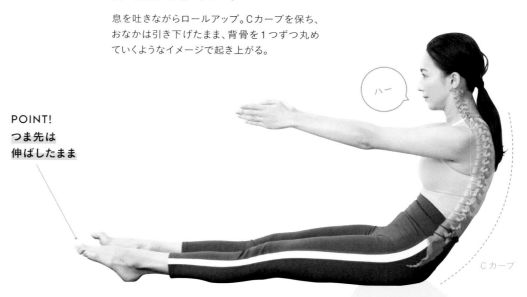

ハー

Cカーブ

起き上がったら息を吸う
吐きながらまたロールダウン

起き上がったら息を吸う。吐きながら最初の姿勢
まで体を倒していく。倒すときもCカーブを保ち、
倒したら姿勢をニュートラルに。

POINT!
目線は前に！

Level down!
起き上がれない人は力まかせ
に体を起こさず、太ももを軽く
つかんでやってみて。

スー
ハー

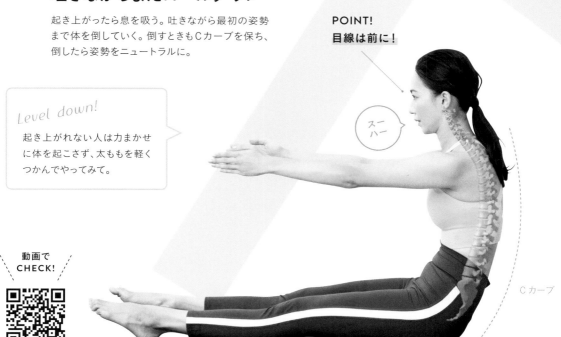

動画で
CHECK!

Cカーブ

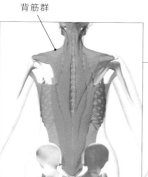

背筋群

ここに効く！

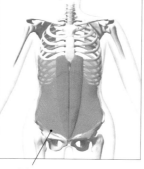

腹筋群

腹筋群と背筋群という広範囲に効き、太ももの後ろの柔軟性も高められる。体幹が安定し、ヤセやすく、しなやかな体になれます。

BASIC
EXERCISE **3**

簡単に全身を鍛えられる

スパイン ストレッチ

シンプルで難易度も低いエクササイズだけど、効率よく全身を鍛えられます。筋力のない人にもおすすめ！

足を肩幅に広げて座り 腕を床に対し平行に伸ばす

骨盤を立てて座り、背すじを伸ばす。足の指先は天井に向け、足首を直角に曲げる「フレックス」に。

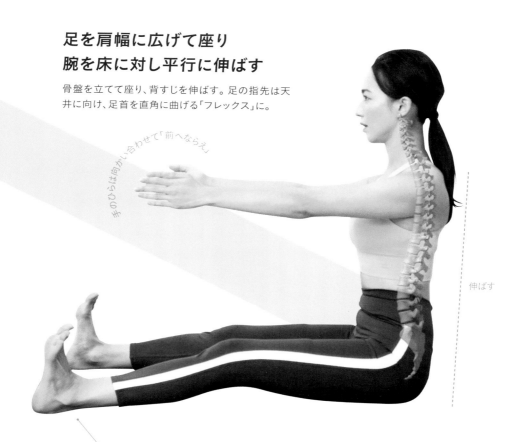

手のひらは向かい合わせて「前へならえ」

伸ばす

POINT!
つま先を天井へ向け
足首を直角に

BASIC EXERCISE

息を吸い、吐きながら
首から順に背骨を丸めていく

首の骨から、背骨を１つずつ丸めていくイメージ
で腰椎まで丸めていく。肩の力は抜き、手のひらを
内側に向けたまま「前へならえ」もキープする。

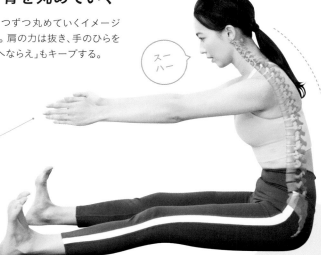

スー
ハー

丸める

POINT!
腕はまっすぐ
伸ばしたまま

BASIC EXERCISE

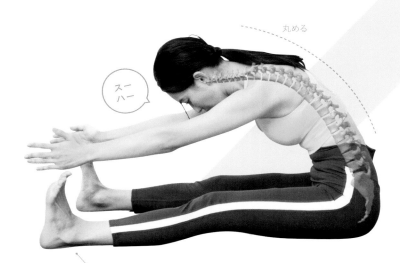

丸める

スー
ハー

POINT!
つま先は常に
天井へ向ける

丸め終わったら息を吸い
吐きながらロールアップ

腰椎まで丸めたら、息を吸い、吐きながら腰椎
からロールアップしていき、最初の姿勢に戻す。

動画で
CHECK!

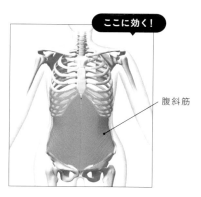

ここに効く！

腹斜筋

上半身をひねることでわき腹にある腹斜筋を、背すじをまっすぐにして座ることで、背筋群の強化もねらえます。

BASIC EXERCISE **4**

わき腹を引き締める！

スパインツイスト

くびれたい人にぜひトライしてほしいのがこのエクササイズ。体をひねる運動でわき腹を鍛え、脱・ずんどう体形を目ざします。

BASIC EXERCISE

脚を伸ばして座り
両腕を水平に上げる

骨盤を立てて座り、背すじを伸ばす。苦しい人はひざを少しゆるめてもいいので、背中はまっすぐに。

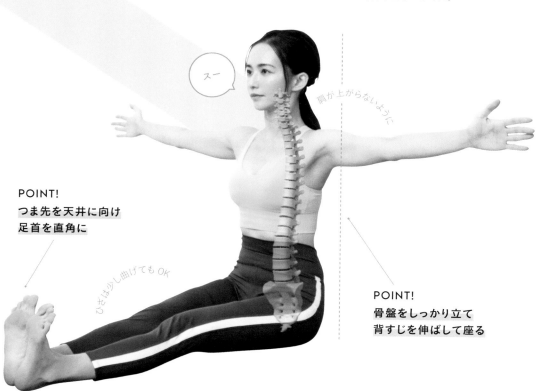

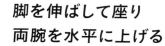

スー

肩が上がらないように

POINT!
**つま先を天井に向け
足首を直角に**

ひざは少し曲げても OK

POINT!
**骨盤をしっかり立て
背すじを伸ばして座る**

BASIC EXERCISE

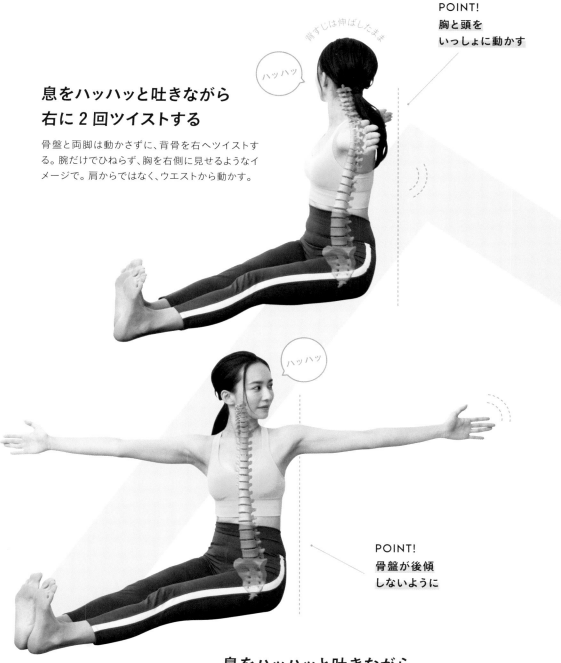

背すじは伸ばしたまま

ハッハッ

POINT!
**胸と頭を
いっしょに動かす**

息をハッハッと吐きながら
右に2回ツイストする

骨盤と両脚は動かさずに、背骨を右へツイストする。腕だけでひねらず、胸を右側に見せるようなイメージで。肩からではなく、ウエストから動かす。

ハッハッ

POINT!
**骨盤が後傾
しないように**

息をハッハッと吐きながら
左に2回ツイストする

息を吸いながら正面に戻り、吐きながら左に体をひねる。反動をつけず、ウエストを使ってツイストして。手が下がらないように注意。

動画で
CHECK!

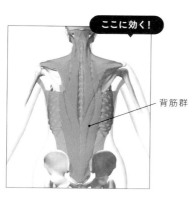

ここに効く！

背筋群

背中の筋肉を上から下まで鍛えます。脚に力が入ると背筋群をしっかり使えないので、背中の筋肉にフォーカスして。

BASIC
EXERCISE **5**

後ろ姿を美しくととのえる！

バック エクステンション

シンプルな動作で背中を鍛えるエクササイズ。大きな動きではないのでベッドの中など、思い立ったときにできます！

POINT!
背中は自然な
S字カーブに

鼻を床につけてうつぶせになり 腕は体の横につける

足はつま先までピンと伸ばし、骨盤と背骨はニュートラルなS字ポジションに。手のひらは脚にぴったりつけて。

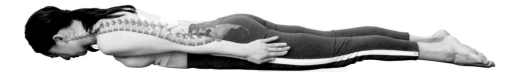

息を吸いながら 上体をゆっくり起こしていく

胸を前に見せるようなイメージで起こす。目線は前ではなく、斜め前あたりを見る。息を吐きながらおろす。

UP!

動画で
CHECK!

POINT!
上体は少し
上げればよい

BASIC EXERCISE

ここに効く！

腹斜筋

おなかのわきにある腹斜筋をストレッチ＆強化するエクササイズ。手をついて行うことで、肩を鍛える効果も得られます。

BASIC EXERCISE **6**

ウエストラインをととのえる

ニーリングの
サイドベンド

サイドベンドというエクササイズの、ひざをついた（ニーリング）簡単バージョン。わき腹をととのえ、くびれをつくります。

POINT!
左腕を
高く上げる

右ひざと右手をつき
左手を上げる

ひざ立ちをし、左脚を横へ伸ばし右手を床につく。胸は床と垂直に立て、左手を上げる。

息を吸い、吐きながら
左腕を頭上に伸ばす

左腕を伸ばしながら、骨盤を上げたまま、腰骨とろっ骨を遠ざけるように体側を伸ばす。息を吸いながら腕を元の位置に戻す。

POINT!
体側を伸ばし、
脚の力には
なるべく頼らない

目線は少し上に

動画で
CHECK!

BASIC EXERCISE

CHAPTER *1*

美腹編

おもしろいほど、おなかが薄くなっていく

インナーマッスルは天然のコルセット。

ジムでおなかを鍛えるとシックスパックになるけれど、
ピラティスで鍛えるのは腹横筋などのインナーマッスル。
内臓を支えるコルセットのような筋肉なので、
やればやるほどおなかが薄くなっていきます。
私も、昔はインナーマッスルがなく
胃下垂ぎみで少しぽっこりしたおなかでした。
今は20代のころより引き締まったおなかになっている気がします。
動きを追うだけではなく、しっかりと
インナーマッスルを使うことを意識するのがコツです。

わき腹を引き締めてくびれをつくり 女性らしいカーヴィーラインを手に入れる

▼

サイドリフト

おなかの両サイドにある腹斜筋を鍛えるエクササイズ。
手のひらを床につけず、体に沿わせると難易度も効果もUPします。

1 右腕を下にして横になり 両脚はそろえて伸ばす

右腕を頭上にまっすぐ伸ばし、その上に頭を乗せる。
左腕はひじを曲げて、手のひらを床につける。

腕に頭を乗せる

つま先は伸ばす

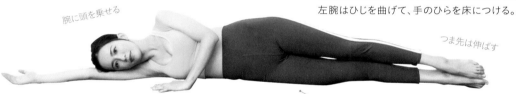

> **Point!**
> 腰を上げる

2 息を吸って、吐きながら両脚を上げ 吸いながら両脚を下げる

足は内くるぶし同士をつけてそろえ、つま先まで伸ばした
まま上げ下げする。下げるときに床につかないように。

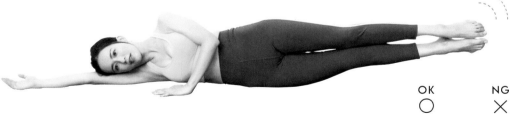

OK 〇　NG ×

**動画で
CHECK!**

Check!

足は、体よりも少しだけ前に出
すのがポイント。後ろにしてし
まうと腹斜筋をしっかり使えな
いので注意。骨盤は床に対し
て垂直に立てる。

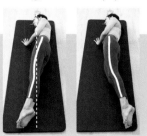

インナーマッスルにフォーカスし 薄くて細い美ウエストを目ざす

▼

ダブルレッグストレッチ

腹筋全体を使い、インナーマッスルをしっかりと強化するエクササイズ。
骨盤、上半身、頭を常に安定させておくのがポイントです。

1 あお向けになりひざを曲げて 手はひざに置き、頭を上げる

あお向けになりひざを曲げ、すねは床と平行にして
つま先を伸ばす「テーブルトップポジション」に。
両手でひざをつかみ、胸を起こす。

背骨は一直線に

2 息を吸いながら 両腕と両脚を伸ばす

両腕は頭上に高く、両脚は斜め上に突き出すように
伸ばす。胸の高さは変えず、上半身も安定させて。

Point!
できるだけ
後ろへ

スー

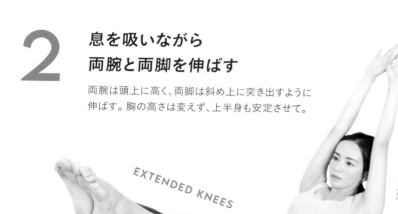

EXTENDED KNEES

ANOTHER ANGLE

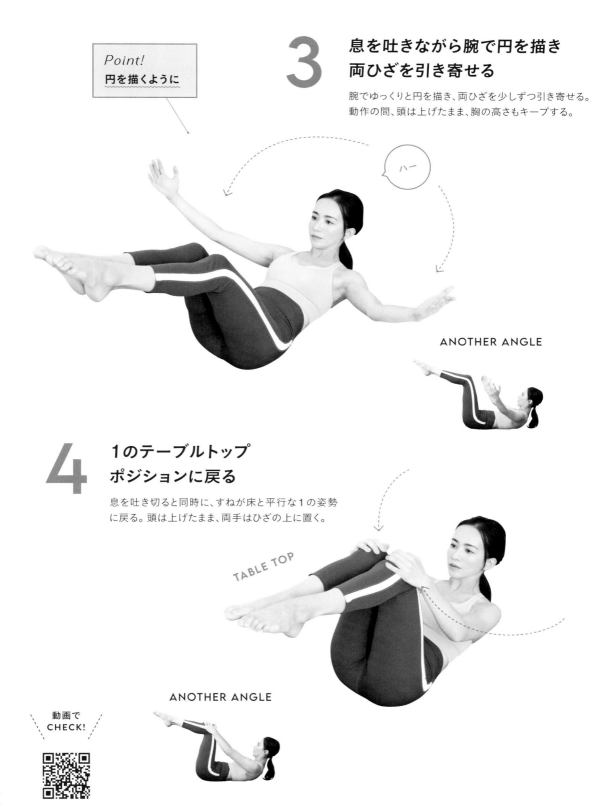

美腹編

Point!
円を描くように

3 息を吐きながら腕で円を描き 両ひざを引き寄せる

腕でゆっくりと円を描き、両ひざを少しずつ引き寄せる。
動作の間、頭は上げたまま、胸の高さもキープする。

ハー

ANOTHER ANGLE

4 1のテーブルトップ ポジションに戻る

息を吐き切ると同時に、すねが床と平行な1の姿勢
に戻る。頭は上げたまま、両手はひざの上に置く。

TABLE TOP

ANOTHER ANGLE

動画で
CHECK!

腹横筋などインナーマッスルを鍛えて つい出ちゃうぽっこりおなかをへこませる

美脚編

▼

レッグチェンジ

あお向けのまま、股関節から脚を交互に持ち上げて、おなか全体を
鍛えるエクササイズ。骨盤や腰椎を安定させる効果もあります。

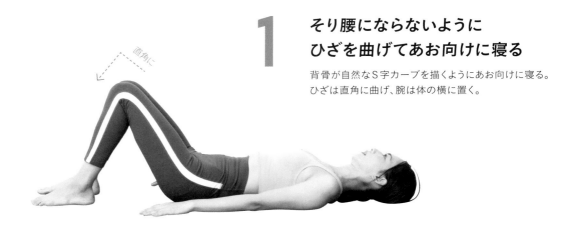

直角に

1 そり腰にならないように ひざを曲げてあお向けに寝る

背骨が自然なS字カーブを描くようにあお向けに寝る。
ひざは直角に曲げ、腕は体の横に置く。

KEEP RIGHT ANGLE

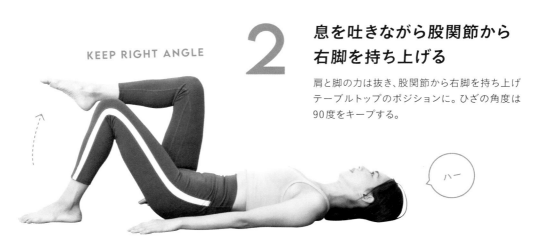

2 息を吐きながら股関節から 右脚を持ち上げる

肩と脚の力は抜き、股関節から右脚を持ち上げ
テーブルトップのポジションに。ひざの角度は
90度をキープする。

ハー

美腹編

3 右脚を遠くにおろし つま先をチョンと床につける

息を吸って吐きながら右脚をおろし、つま先を
チョンと床につける。つま先はピンと伸ばして。

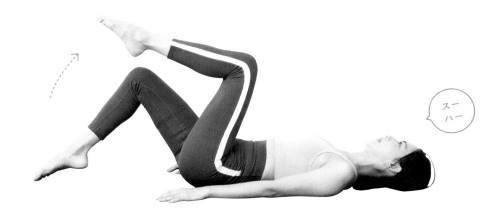

スー
ハー

4 左右交互にリズミカルに 上げ下げする

腰がそらないように気をつけつつ、呼吸しながら
左右交互に上げ下げをくり返す。

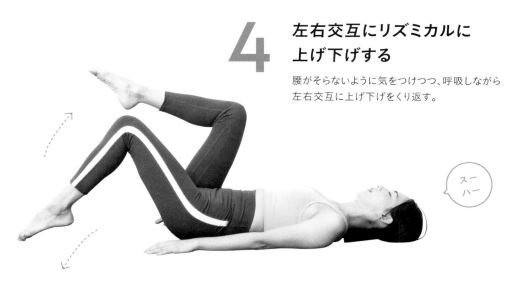

スー
ハー

動画で
CHECK!

Check!
そり腰になってしまうと股関
節をうまく使えないので、背
骨が自然なS字カーブを描
くように、ニュートラルなポ
ジションを心がけて。

NG
×

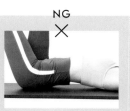

インナーマッスルと腹筋を強化して シュッと細い理想のウエストに

美
腹
編

▼

シングルレッグストレッチ＋クリスクロス

インナーマッスルをしっかり鍛えるシングルレッグストレッチに、クリスクロスで
ひねりを加えて、前からも横からも細いウエストを目ざします。

Point!
親指の先に
逆足のつま先がくるように

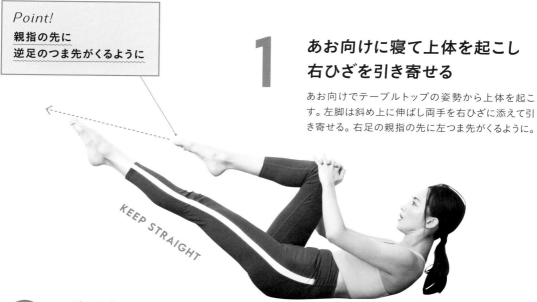

KEEP STRAIGHT

1 あお向けに寝て上体を起こし 右ひざを引き寄せる

あお向けでテーブルトップの姿勢から上体を起こ
す。左脚は斜め上に伸ばし両手を右ひざに添えて引
き寄せる。右足の親指の先に左つま先がくるように。

2 脚を左右入れかえて 左ひざを引き寄せる

息を吸い吐きながら左ひざを引き寄せて、右脚
を斜め上に伸ばす。体幹は常にキープする。

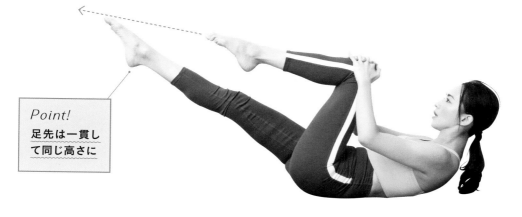

Point!
足先は一貫し
て同じ高さに

Level up!

3
上半身にひねりを加える
クリスクロスで難易度 UP

左脚を伸ばしながら上半身を右にひねる。右ひ
ざと左ひじを近づけるようなイメージで。

ひねりを加える

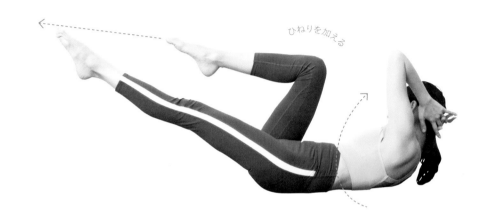

4
足と頭の高さをキープしたまま
クリスクロスも左右交互に行う

息を吸い吐きながら脚を入れかえ、右脚を伸ばして
上半身を左にひねる。左右交互に行って。

KEEP GOING!

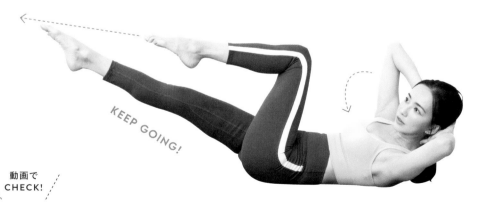

動画で
CHECK!

おなかを引き締めつつ全身をストレッチ。
身も心もすっきり軽くなれる

▼

ロールオーバー

主に腹筋を使いながら、ダイナミックに体を動かし、腰椎や太ももの
後ろも伸ばしていくエクササイズ。勢いをつけずに行って。

1 あお向けでひざを直角に曲げる
テーブルトップからスタート

TABLE TOP

あお向けになり、右脚、左脚の順にひざを曲げて上
げる。すねは床と平行にしてつま先を伸ばす。両腕
は体の横に置いて。

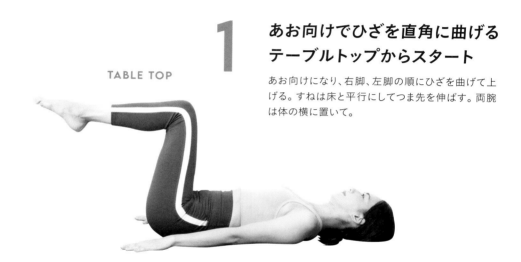

2 両脚をピンと伸ばし
60度に傾ける

上半身と腕は動かさず、両脚をつま先
までピンと伸ばし、60度まで傾ける。

KEEP STRAIGHT

60°

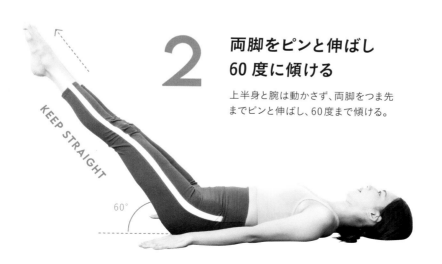

美腹編

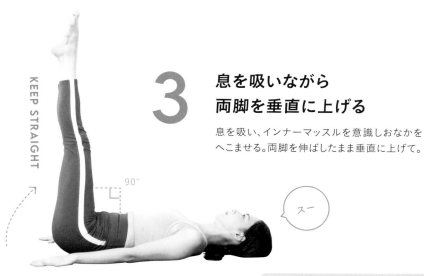

KEEP STRAIGHT

90°

スー

3 息を吸いながら 両脚を垂直に上げる

息を吸い、インナーマッスルを意識しおなかを
へこませる。両脚を伸ばしたまま垂直に上げて。

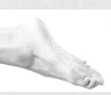

Zoom up!
脚を倒していく間、つま先
は伸ばしたままの「ポイン
ト」をキープ。床と平行に
なるまでこのままで。

4 息を吐きながら 両脚が床と平行に なるまで後ろに倒す

腰から背骨を1つずつ曲げて
いくイメージで腰を曲げ、両脚
を後ろへ倒す。両腕は床につ
けたまま、勢いをつけずにゆっ
くりと倒していって。

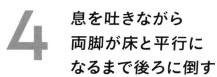

腰椎を1つずつ曲げていく

ハー

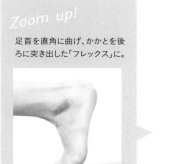

Zoom up!
足首を直角に曲げ、かかとを後
ろに突き出した「フレックス」に。

5 息を吸いながら 足首を直角に曲げる

脚が床と平行になったら、体勢をキープしたま
ま足首を直角に曲げた「フレックス」にする。

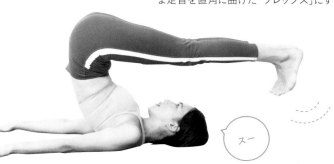

スー

ANOTHER ANGLE

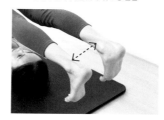

90°

スー

美腹編

6 息を吸いながら両足を開き つま先を床につける

股関節の角度を直角に保ったまま、両足をこ
ぶし1つ分開き、つま先を床につける。

ANOTHER ANGLE

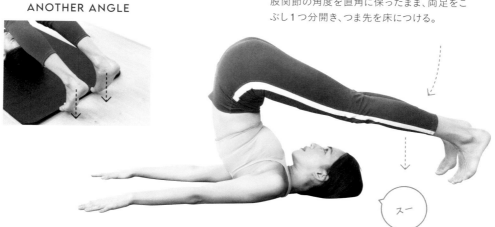

スー

KEEP STRAIGHT

7 背骨を1つずつ戻すようにして 背中を床につける

息を吐きながら脚を垂直に戻し、背中を床につ
ける。背骨を1つずつ床につけるように行う。

ANOTHER ANGLE

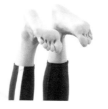

Point!
背骨を1つずつつける

ハー

美腹編

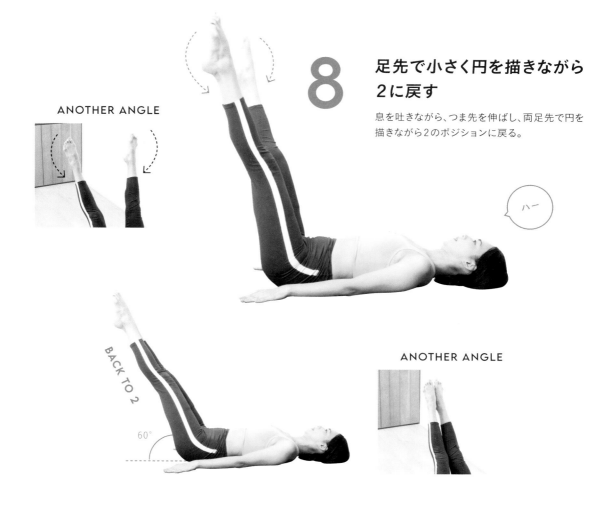

ANOTHER ANGLE

8 足先で小さく円を描きながら 2に戻す

息を吐きながら、つま先を伸ばし、両足先で円を描きながら2のポジションに戻る。

ハー

BACK TO 2

60°

ANOTHER ANGLE

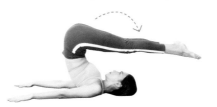

Level down!

むずかしい人は2プロセスの簡単バージョンを

60°

2 できるだけ床と平行に なるように足を後ろへ

床と平行にならなくても、できるところまででOK。勢いをつけずにゆっくり曲げるのがポイント。

1 つま先を伸ばして 両脚を60度に上げる

あお向けに寝て、両腕は体の横に置く。脚をつま先まで伸ばし、おなかをへこませ60度の高さまで上げて。

動画で
CHECK!

CHAPTER *2*

美脚編

3年前より今日、脚が細い。

でも人生でNo.1のパワーがある

ピラティスマシンを使うときは、男性でもきついと
感じるくらいのおもりを使っているんです。
だけど人生の中で今、いちばん脚が細い。
それでいてパワーもあるこの脚を
自分では結構気に入っています。
脚の太さって、もちろん脂肪もあるけれど、
むくみとか前ももの筋肉の張りが原因のことも多い。
なので、脚の運動と体幹をととのえる運動を
並行してやるのがおすすめです。
ピラティスならそのどちらも簡単にとり入れられますよ。

ウエストから脚をメリハリのある すっきりしなやかなラインにととのえる

美脚編

サイドキック

腹筋と背筋をしっかり鍛えながら、股関節回りをやわらかくほぐす
エクササイズ。ウエスト〜下半身をしなやかにととのえます。

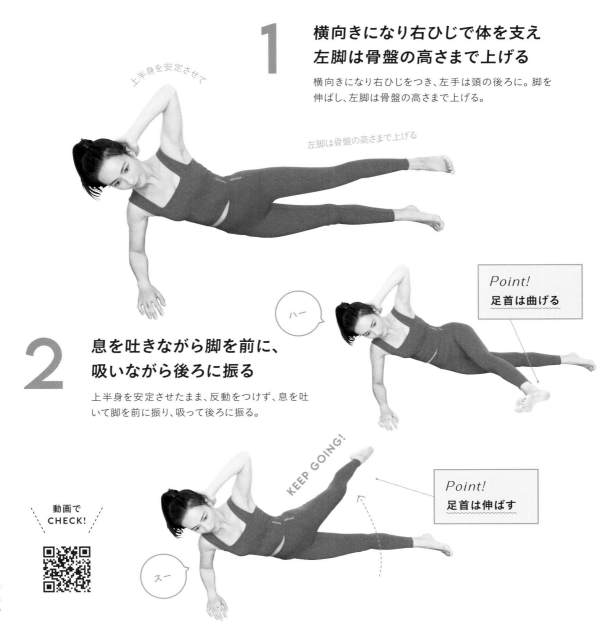

1 横向きになり右ひじで体を支え 左脚は骨盤の高さまで上げる

横向きになり右ひじをつき、左手は頭の後ろに。脚を
伸ばし、左脚は骨盤の高さまで上げる。

上半身を安定させて

左脚は骨盤の高さまで上げる

Point!
足首は曲げる

ハー

2 息を吐きながら脚を前に、 吸いながら後ろに振る

上半身を安定させたまま、反動をつけず、息を吐
いて脚を前に振り、吸って後ろに振る。

KEEP GOING!

Point!
足首は伸ばす

スー

動画で
CHECK!

069

太ももの後ろを引き締めると ヒップとの境目が生まれ 脚が長く見える

▼

シングルレッグキック

うつぶせになって脚を交互に曲げるエクササイズ。簡単そうに
見えるけど、太ももの裏と背中の下部がしっかり鍛えられます！

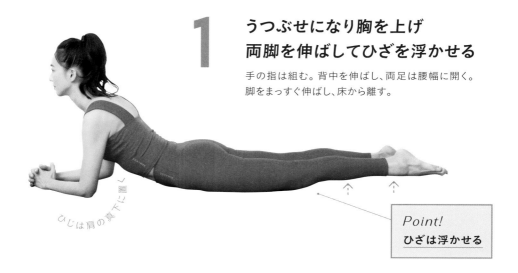

ひじは肩の真下に置く

1 ### うつぶせになり胸を上げ
両脚を伸ばしてひざを浮かせる

手の指は組む。背中を伸ばし、両足は腰幅に開く。
脚をまっすぐ伸ばし、床から離す。

Point!
ひざは浮かせる

2 ### 息をハッハッと吐きながら
2回右ひざを曲げる

息を軽く吐きながら右ひざを2回曲げる。つま
先はピンと伸ばした状態をキープして。

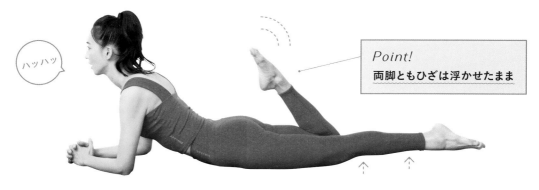

ハッハッ

Point!
両脚ともひざは浮かせたまま

美脚編

3 ハッハッスーで曲げ伸ばしを 左右交互にくり返す

スーと息を吸いながら右脚を伸ばし、またハッハッと
吐きながら左脚を曲げて吸いながら伸ばす。

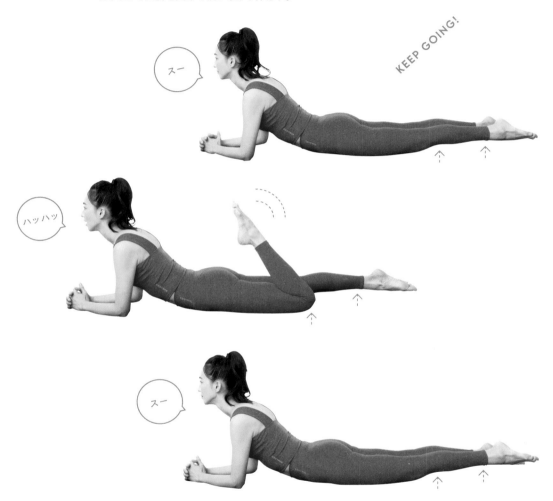

スー

KEEP GOING!

ハッハッ

スー

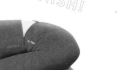

Rest pose

FINISH!

最後は必ずレストポーズを。
くわしい方法は p.86 を見てね

動画で
CHECK!

Check!

最後は必ず レストポーズを

背中や腰をそるエクササイズをした
あとは必ずレストポーズで腰をスト
レッチします。正座して、息を吐き
ながら上半身を前に倒します。

太ももの後ろをキュッと引き締めて ヒップアップの土台をつくる

▼

ショルダーブリッジ

腹筋とハムストリングを鍛えるだけじゃなく、背筋の強化や骨盤の
安定にも効くエクササイズ。キツめだけど効果はそのぶん高い！

1 あお向けに寝てひざを立て 骨盤を傾けるように上げる

あお向けに寝て、ひざを立てる。腕は体の横に置き、
腹筋を締めて骨盤を上げる。

> **ペルビックカールを 数回行ってから やるのが GOOD!**
>
> p.46のペルビックカールの延長
> のエクササイズなので、数回行っ
> てからやるのがおすすめです。

Point!
**足はこぶし
1つ分開く**

一直線に

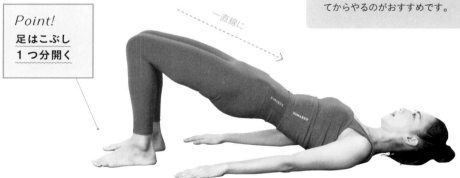

TABLE TOP

2 息を吸い、吐きながら 右脚を曲げて上げる

上半身をキープしたまま、息を吸い、吐きながら右脚を
上げる。ひざは直角に曲げた状態で、つま先は伸ばす。

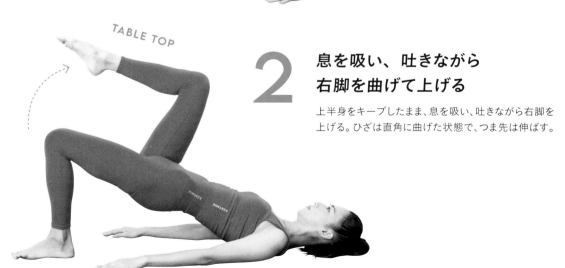

美脚編

美脚編

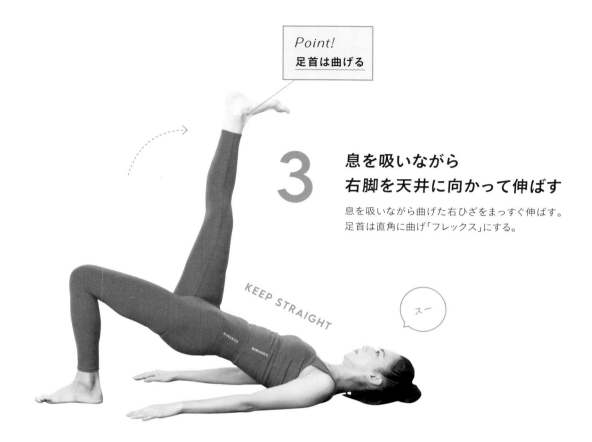

Point!
足首は曲げる

3 息を吸いながら 右脚を天井に向かって伸ばす

息を吸いながら曲げた右ひざをまっすぐ伸ばす。
足首は直角に曲げ「フレックス」にする。

KEEP STRAIGHT

スー

4 吐きながら 右脚をおろす

脚をおろすときはつま先を伸ばし、脚を遠くへ伸ばす
ようなイメージで。骨盤の高さもキープして。

Point!
つま先は伸ばす

KEEP GOING!

ハー

動画で
CHECK!

CHAPTER *3*

美尻編

お尻は何もしなければ必ず下がる。
だから鍛えよ！

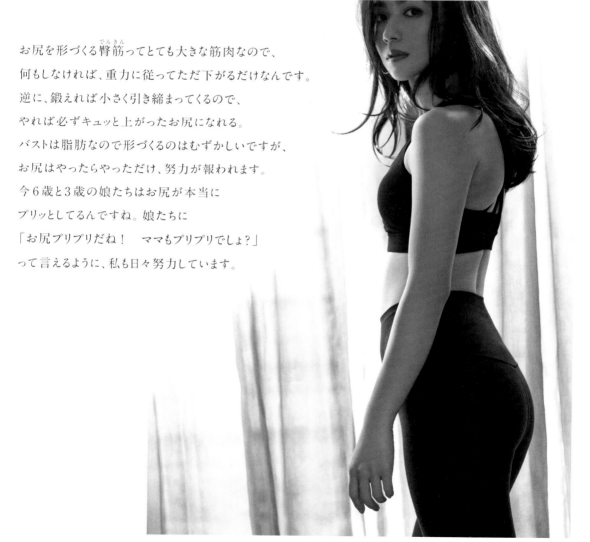

お尻を形づくる臀筋ってとても大きな筋肉なので、
何もしなければ、重力に従ってただ下がるだけなんです。
逆に、鍛えれば小さく引き締まってくるので、
やれば必ずキュッと上がったお尻になれる。
バストは脂肪なので形づくるのはむずかしいですが、
お尻はやったらやっただけ、努力が報われます。
今6歳と3歳の娘たちはお尻が本当に
プリッとしてるんですね。娘たちに
「お尻プリプリだね！ ママもプリプリでしょ？」
って言えるように、私も日々努力しています。

美尻編

重力に逆らうキュッと上がったお尻は臀部の大きな筋肉を鍛えて手に入れる

▼

グルーティアルのサイドドロップス

骨盤の位置をととのえながら、股関節回りをほぐし、お尻のサイドに負荷をかけるエクササイズ。丸みのあるお尻が手に入ります。

1 横向きに寝て右ひざを曲げ左脚は床と平行にして伸ばす

右側を向いて横になる。右脚はひざを90度に。左脚は浮かせ、床と平行にして伸ばす。

> *Point!*
> 足首はだらんと
> 脱力させる

KEEP STRAIGHT

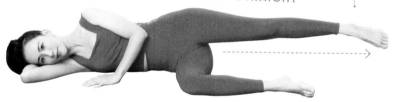

> *Point!*
> 体が前や後ろに
> 倒れないように

2 左脚を前に伸ばし上下に小さく振り動かす

骨盤は床に対して垂直な状態をキープ。左脚は前にまっすぐ伸ばし、股関節を使って振り動かす。吸って5回、吐いて5回。

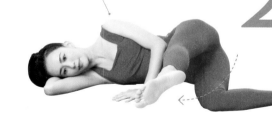

ぶらんぶらん

動画で
CHECK!

Zoom up!
つま先まで力が入っているとお尻の筋肉を使えないので、必ず足首から先の力を抜いて行って。

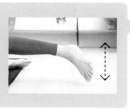

お尻を全方向から刺激して プリッと丸みのある桃尻をつくる

▼

グルーティアルの四つんばいバージョン

四つんばいになって行う3つのエクササイズを組み合わせた
お尻スペシャル。さまざまな角度から刺激することで、桃尻をつくります。

1 両手、両ひざをつき 四つんばいになる

手は肩幅に、足はこぶし1つ分開く。手は肩の真下につき、ひざは直角に曲げる。顔は床に向ける。

ANOTHER ANGLE

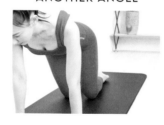

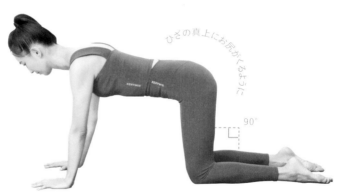

ひざの真上にお尻がくるように

90°

Point!
腰をそらない
ねじらない

2 ひざを直角に曲げたまま 左脚を持ち上げる

股関節から左脚を持ち上げる。太ももと床が平行になるまで上げてからおろす。足を床につけずに8回程度くり返す。

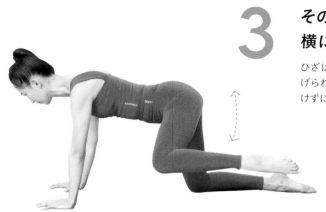

3 そのまま左脚を横に開いて持ち上げる

ひざは曲げたまま、左脚を股関節から横に、上げられるところまで上げておろす。足を床につけずに8回くり返す。

ANOTHER ANGLE

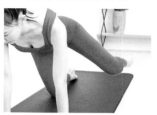

4 左脚のつま先が床につくスレスレのところまで伸ばす

左脚をまっすぐ後ろに伸ばし、つま先を床の上スレスレのところで止める。お尻の位置は動かさない。

> *Point!*
> つま先は床につけない

> *Point!*
> 腰をそらないねじらない

KEEP STRAIGHT

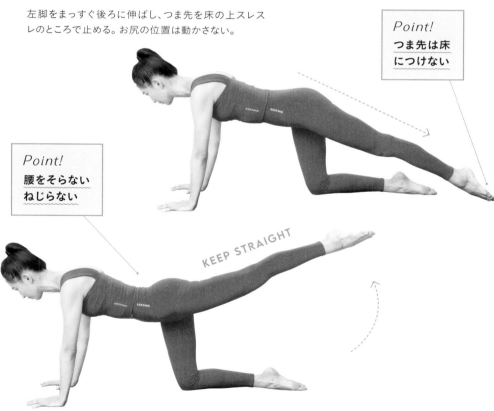

5 伸ばした脚を勢いをつけずにお尻より高い位置に持ち上げる

脚を伸ばしたまま上げられるところまで上げておろす。腰をひねらないように注意。8回くり返す。

美背中・美胸編

3年前は背中が丸かったんです。少しどころか、激丸！
肩も内側に入ってしまい、肩こりがひどいし、
バストも全体的に下がって、わきから流れてしまって……。
年をとると肩甲骨回りがどんどん動かなくなって、
背中も丸くなってしまいがち。
加齢で代謝が落ちていくのはある程度しかたないけど、
意識して肩甲骨回りを動かすことで、美しい背中や胸、
不調知らずの上半身が手に入りますよ。

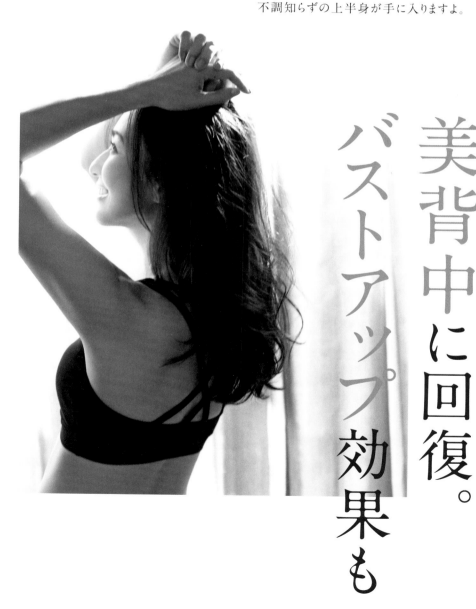

産後、丸くなった背中が

美背中に回復。
バストアップ効果も

肩を鍛えて胸を開くことで猫背を改善。肩〜胸の若々しい美ラインがかなう

▼

バックサポート

逆腕立て伏せの姿勢をつくり、骨盤を下げて上げて……をくり返す
エクササイズ。股関節を上下に動かすイメージで行って。

1 脚をまっすぐ前に伸ばして座り手を後方につく

手は指を背中に向けて、手のひらを床につける。
足はつま先をピンと伸ばす「ポイント」で。

つま先はまっすぐ

> *Point!*
> 指先を
> 自分に向ける

2 息を吐きながら骨盤を持ち上げ体を一直線にする

息を吐きながら骨盤を上げて一直線になったら、息
を吸い骨盤を下げる。完全に下ろさずに上げ下げを
くり返す。

> *Point!*
> 首まで一直線に

KEEP STRAIGHT

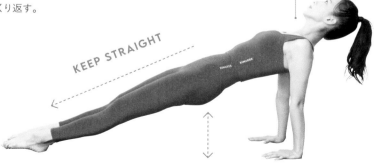

動画で
CHECK!

背筋群を一気に鍛えて、露出できる 引き締まった背中を手に入れる

▼

スイミング

水泳のクロールのような姿勢で手足を交互に動かすエクササイズ。
大きく動かす必要はないのに、背中への効果は抜群です。

Point!
頭を下げない

1 うつぶせになり両ひざを浮かせ 両手を前に伸ばす

うつぶせになり、両脚を床から離し、両手を前に伸ばす。頭が下がらないように注意。

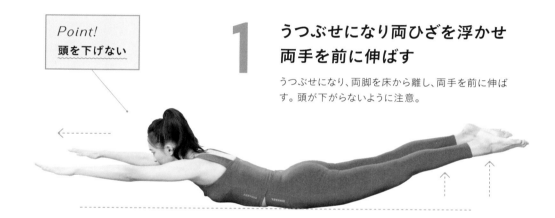

Point!
肩を上げない

手と脚を交互に上げる

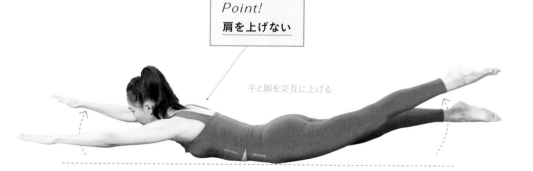

2 手と脚を交互に バタバタ上げる

右腕と左脚を同時に上げ、下げながら左腕と右脚を上げる。上半身は安定させ手脚の動作は小さく行う。

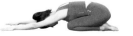
Rest pose

最後は必ずレストポーズを。
くわしい方法は p.86 を見てね

動画で
CHECK!

背中から太ももの後ろまで たるみがちな後ろ姿を引き上げる

▼

ロッキングプレップ

背中と太ももの筋肉を強化しつつ、胸をストレッチすることで美ラインに
ととのえるエクササイズ。伸ばして気持ちいいところで止めて。

Point!
頭と背中を
一直線に

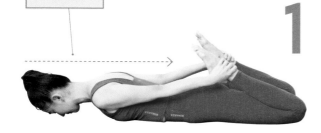

1 うつぶせになりひざを曲げ 両手で足首を持つ

鼻先を床につけてうつぶせに。両ひざを曲げて床から少し浮かせ、両手で足首をつかむ。

2 息を吸いながら 胸と両脚を 上げる

両手は足首をつかんだまま、脚を天井に向かって伸ばすイメージで上げる。胸はしっかり開いて伸ばす。息を吐きながらおろす。

胸を開いて伸ばす

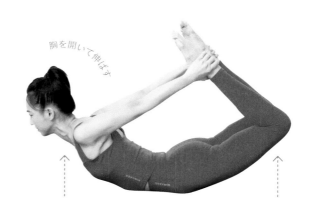

Level up!

上級編は揺れる「ロッキング」

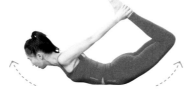

動画で
CHECK!

股関節を頭のほうへ押し出す ように前後に揺れて

2の状態から、息を吐きながら胸を床に近づけていく。何回もくり返し、揺りかごのように揺れる。

Rest pose

最後は必ずレストポーズを。
くわしい方法は p.86 を見てね

CHAPTER *5*/

美二の腕 編

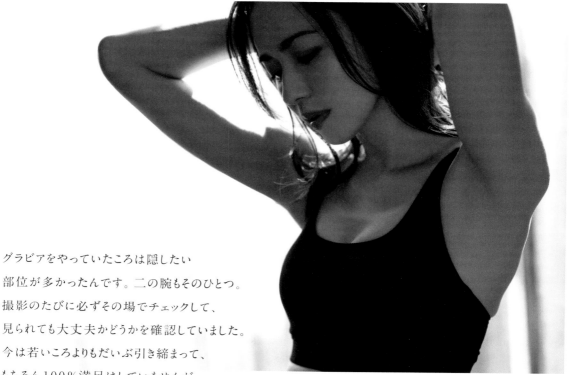

グラビアをやっていたころは隠したい
部位が多かったんです。二の腕もそのひとつ。
撮影のたびに必ずその場でチェックして、
見られても大丈夫かどうかを確認していました。
今は若いころよりもだいぶ引き締まって、
もちろん100％満足はしていませんが、
どこから見られてもまぁいいかなと思える程度にはなりました。
ピラティスでは、筋トレのように
二の腕を鍛えるわけではないけれど、
やっているうちにととのってくるのでぜひ続けてみてください。

若いころは隠したかった
二の腕。
確実にサイズダウン

美二の腕編

カラダ全体を鍛えながらノースリーブを着られるすっきりした二の腕をつくる

▼

アップストレッチ

逆V字でしっかりと全身を伸ばすストレッチ。エクササイズの
合間に入れることの多いストレッチですが、単独でも効果があります。

1 両手を肩幅に開いて床につき四つんばいになる

足はこぶし1つ分開いておく。胸やおなかが下がら
ないように、背中をニュートラルに。

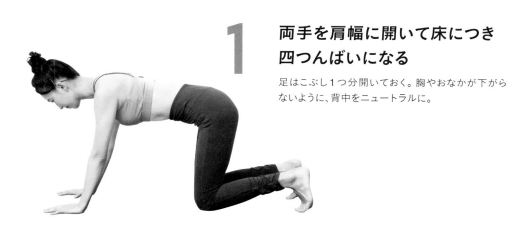

2 息を吐きながらお尻を持ち上げて逆V字に

両耳の外側に腕がくるように頭を下げ、足の裏を
床につけて太もも裏を伸ばし、呼吸を3回程度
する。できない人はひざを曲げてもOK。

呼吸3回分キープ！

スー
ハー

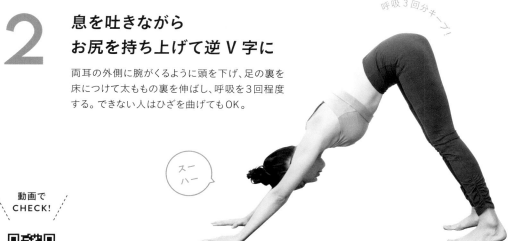

動画で
CHECK!

すっきりした背中と二の腕を手に入れて 丸っこい上半身に別れを告げる

▼

フロントサポート

腕立て伏せの姿勢から片脚ずつ交互にひざを引き寄せていくエクササイズ。
二の腕はもちろん、全身の引き締めに効果があります。

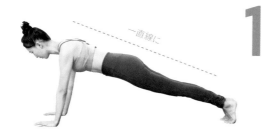

一直線に

1 四つんばいのポジションから 脚を伸ばしてスタート

手を肩の真下に置いた四つんばいから腕立て伏せの
姿勢に。恥骨を下げて、背中から脚が一直線になるよ
うにする。

2 息を吐きながら片脚ずつ ひざを引き寄せる

腹筋を使い、右ひざを胸に引き寄せる。息を吸い
ながら戻し、吐きながら左ひざを引き寄せる。

> *Point!*
> 左右交互に
> 行う

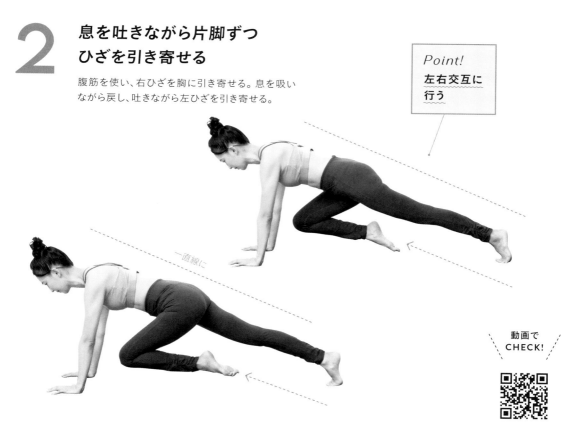

一直線に

動画で
CHECK!

美二の腕編

気になるぷるぷるを解消して ほんのり筋のある肩と二の腕を目ざす

▼

レッグプルバック

腕立て伏せの姿勢から、脚を交互に上げていくエクササイズ。
肩と二の腕だけでなく、背中やお尻も鍛えられます。

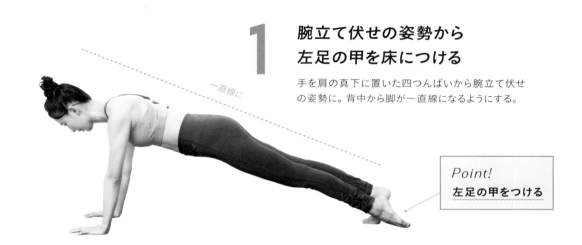

一直線に

1 腕立て伏せの姿勢から 左足の甲を床につける

手を肩の真下に置いた四つんばいから腕立て伏せ
の姿勢に。背中から脚が一直線になるようにする。

> *Point!*
> 左足の甲をつける

2 つま先は「ポイント」で 息を吐きながら左脚を上げる

背中はニュートラルをキープ。息を吐きながら左脚
を股関節から持ち上げ、吸いながら下げる。

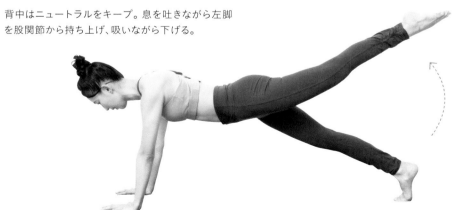

動画で
CHECK!

「何をしてもよくならない」つらいこりや痛みには

不調に効くピラティス＆ストレッチ

産後の肩こりや尿漏れなどで悩んでいた私が「通うたびにラクになる」とハマった
ピラティス。リハビリ用に開発されただけあり、体の不調が改善すると定評があるんです。

腰痛

" 腰椎の伸びが気持ちいい
リラクゼーション効果もある**レストポーズ** "

腰回りをほぐす効果のあるレストポーズ。背中をそらせる運動をしたあとには
マストのストレッチです。深呼吸しながらリラックスして行って。

Point!
ゆっくり深呼吸しながら伸ばす

BAD CONDITION

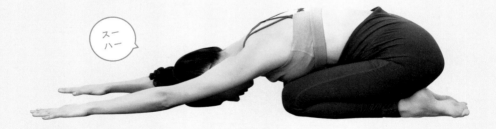

スー
ハー

かかとにお尻を乗せて正座し
腕を伸ばしてひたいを床につける

正座をして腕を伸ばし、ひたいを床につけ深呼吸。ひと呼吸ごとに背中をリラックスさせ、胸郭を広げる。体幹や首の力は抜き、腰椎を開放するイメージで、お尻をかかとに沈めていく。おなかは脱力するのではなく息を吐くごとに太ももとおへそのすき間をつくっていくように引き上げながら。深呼吸が終わったらロールアップで元の位置に戻る。

動画で
CHECK!

" 股関節回りをほぐし、骨盤を安定させる
レッグサークルで腰痛を改善する "

骨盤がゆがんだり股関節がかたくなったりすると背骨が引っぱられ、周りの筋肉が
張って腰痛に。股関節や骨盤をととのえ、本来の筋肉バランスに戻します。

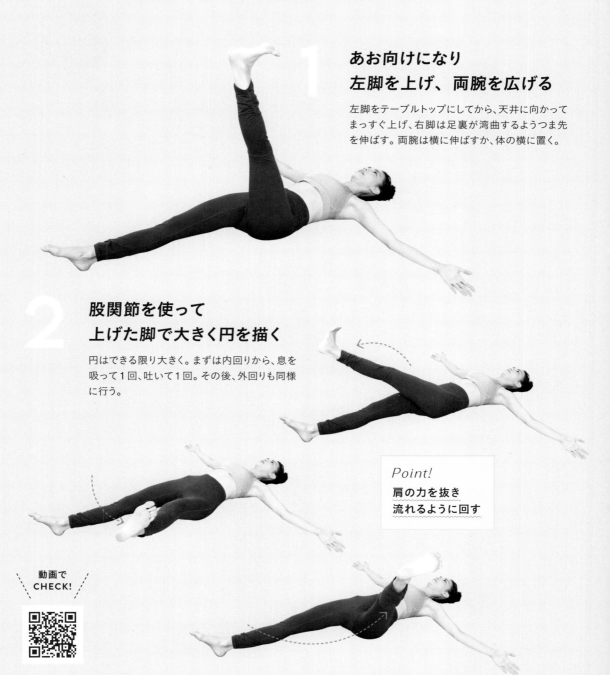

1 あお向けになり
左脚を上げ、両腕を広げる

左脚をテーブルトップにしてから、天井に向かって
まっすぐ上げ、右脚は足裏が湾曲するようつま先
を伸ばす。両腕は横に伸ばすか、体の横に置く。

2 股関節を使って
上げた脚で大きく円を描く

円はできる限り大きく。まずは内回りから、息を
吸って1回、吐いて1回。その後、外回りも同様
に行う。

Point!
肩の力を抜き
流れるように回す

動画で
CHECK!

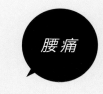

腰痛

" 基本の**キャットストレッチ**で
腰回りをしっかり**伸ばしてほぐす** "

猫のようなポーズで首から腰までの背面を丸めたり伸ばしたりするストレッチ。
背骨がととのうので、周りの筋肉の張りと痛みもやわらいできます。

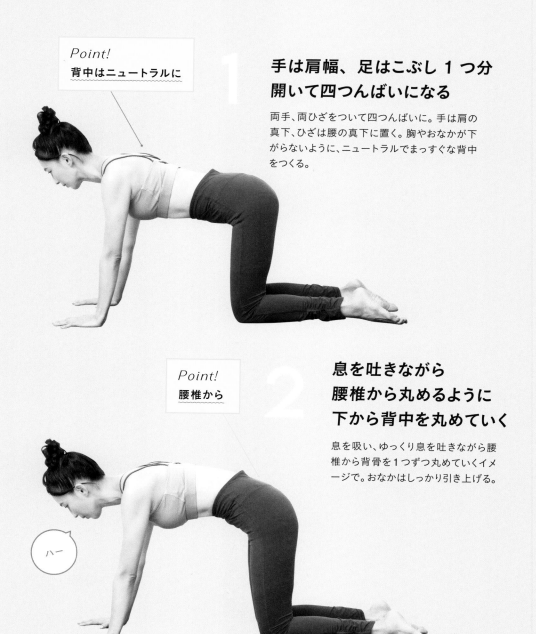

Point!
背中はニュートラルに

1

手は肩幅、足はこぶし1つ分
開いて四つんばいになる

両手、両ひざをついて四つんばいに。手は肩の
真下、ひざは腰の真下に置く。胸やおなかが下
がらないように、ニュートラルでまっすぐな背中
をつくる。

Point!
腰椎から

2

息を吐きながら
腰椎から丸めるように
下から背中を丸めていく

息を吸い、ゆっくり息を吐きながら腰
椎から背骨を1つずつ丸めていくイメ
ージで。おなかはしっかり引き上げる。

ハー

BAD CONDITION

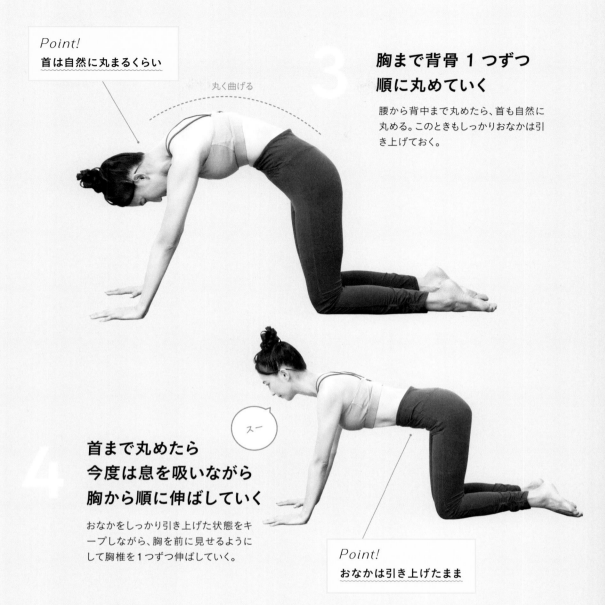

Point!
首は自然に丸まるくらい

丸く曲げる

3 胸まで背骨 1 つずつ 順に丸めていく

腰から背中まで丸めたら、首も自然に
丸める。このときもしっかりおなかは引
き上げておく。

スー

4 首まで丸めたら 今度は息を吸いながら 胸から順に伸ばしていく

おなかをしっかり引き上げた状態をキー
プしながら、胸を前に見せるように
して胸椎を1つずつ伸ばしていく。

Point!
おなかは引き上げたまま

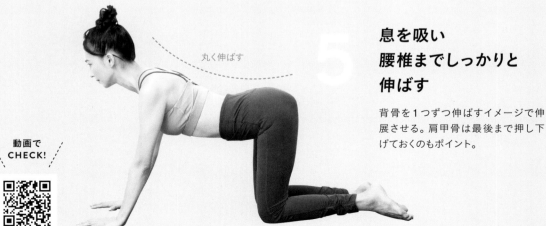

丸く伸ばす

5 息を吸い 腰椎までしっかりと 伸ばす

背骨を1つずつ伸ばすイメージで伸
展させる。肩甲骨は最後まで押し下
げておくのもポイント。

動画で
CHECK!

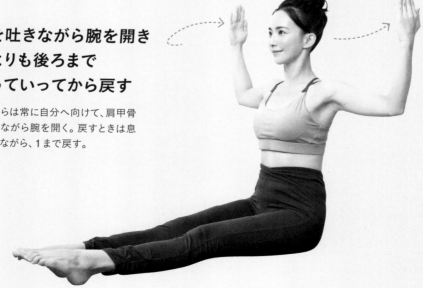

" 常に**張っている菱形筋**を
ランボイズで**縮めて肩こり解消**をねらう "

<small>りょうけいきん</small>

肩こり

頸椎と肩甲骨をつなぐ菱形筋は、いつも引っぱられて緊張状態にあるため
肩こりの原因になりがち。縮めることで血流がよくなり、こりがほぐれます。

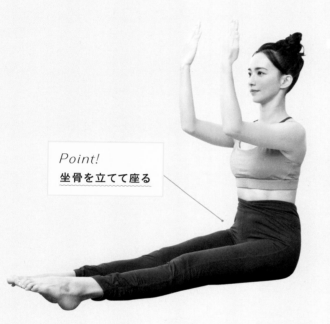

1

脚を伸ばして座り
手のひらを自分に向けて
腕を肩の高さまで上げる

坐骨を立て脚を伸ばして座る。背す
じを伸ばした状態で腕を上げ、肩の高
さまでひじを持ってくる。脚を伸ばす
のがつらい人はひざを曲げてもOK。
背すじは伸ばしニュートラルに。

Point!
坐骨を立てて座る

Point!
手のひらで自分を
スキャンするイメージ

2

息を吐きながら腕を開き
耳よりも後ろまで
持っていってから戻す

手のひらは常に自分へ向けて、肩甲骨
を寄せながら腕を開く。戻すときは息
を吸いながら、1まで戻す。

動画で
CHECK!

BAD CONDITION

090

" ボールのように転がる**ローリング**で
肩回りの筋肉をととのえ、こらない肩に "

肩こりは上半身の前と後ろの筋肉のアンバランスが原因で起こることが多い。
ローリングはそれを改善する効果があるので、こりがやわらぎます。

BAD CONDITION

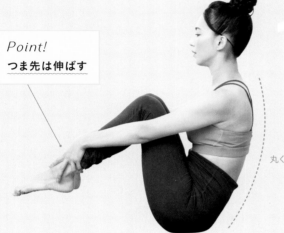

Point!
つま先は伸ばす

丸く

ひざを曲げて座り
手で足首をつかみ
足を床から離す

1

足はこぶし1つ分くらい開き、つま先まで伸ばした「ポイント」に。足は床から離してバランスをとる。

Point!
形をくずさない

ゴロン

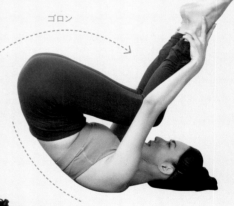

2

息を吸いながら
体勢をくずさずに
後ろへゴロンと転がる

ひざを胸から離さず、足首の位置もキープする。肩が縮こまらないように、頭を沈めないように意識する。

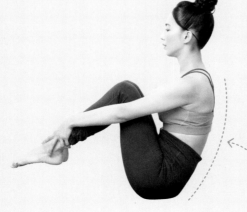

3

息を吐きながら
1のスタートポジション
まで起き上がる

動きは常に流れるように、一連の動作として行う。戻ったときもつま先を伸ばした「ポイント」をキープして。

ゴロン

動画で
CHECK!

全身

背骨をととのえるオープンレッグロッカーで 全身のゆがみを調整して痛みを緩和

背中の筋肉を強化し、背骨を調整するエクササイズ。背骨が引っぱられる
ことで筋肉が張るので、ととのえれば痛みの改善が期待できます。

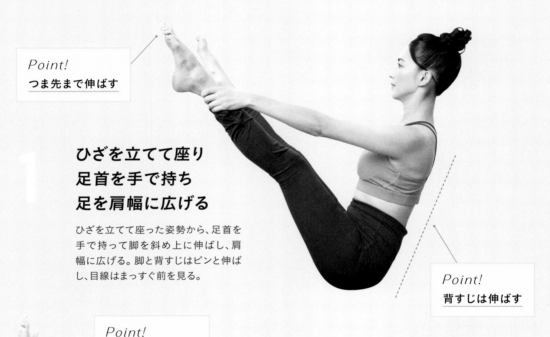

Point!
つま先まで伸ばす

1

ひざを立てて座り
足首を手で持ち
足を肩幅に広げる

ひざを立てて座った姿勢から、足首を
手で持って脚を斜め上に伸ばし、肩
幅に広げる。脚と背すじはピンと伸ば
し、目線はまっすぐ前を見る。

Point!
背すじは伸ばす

BAD CONDITION

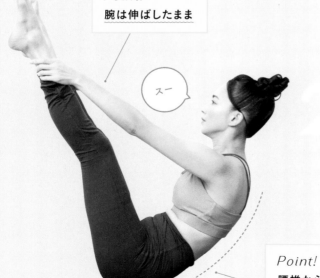

Point!
腕は伸ばしたまま

スー

息を吸いながら
腰椎から少しずつ
背中を丸めていく

まっすぐ伸ばしていた背中を、腰椎か
ら順に丸めていく。腕は常にまっすぐ
伸ばし、バランスをとる。

Point!
腰椎から曲げる

3 背中全体を丸めたら ゴロンと後ろに転がる

息を吸いながら後ろにゴロンと転がって。動くとき は反動をつけるのではなく、背骨を1つずつ丸め ながら、背中の筋肉を使って転がる。

ゴロン

スー

4 息を吐いて起き上がり、 スタートポジションに戻る

起き上がるときは腰椎を丸めたまま転 がり、起き上がったら背すじを伸ば す。1〜4の間、足は肩幅に開き、まっ すぐ伸ばした状態をキープする。

ハー

動画で
CHECK!

Point!
背すじを伸ばす

\ 美容液不要でハリもうるおいも /

まおみ流 最高美肌もかなう
小顔メソッド

ピラティスに小顔メソッドはないけれど、さまざまなストレッチをとり入れている私が、
小顔効果のある「とっておき」の方法を4つご紹介。シワやたるみが改善する、うれしい美肌効果も♥

顔回りのストレッチで
こんないいことが起こる！

かみ癖や肩こりなどが
原因のゆがみがなくなる

首のポジションを正せば
首のシワがなくなる

僧帽筋をゆるめると
首が細く長くなる

加齢で張り出した骨が
引っ込み、小顔に見える

胸鎖乳突筋を刺激したら
フェイスラインが
すっきりする

顔をすっきりさせる

首のストレッチ

動画で
CHECK!

後頭部から鎖骨をつなぐ「胸鎖乳突筋」を刺激して
「こり」を解消。シュッとしたフェイスラインを目ざします。

SMALL FACE

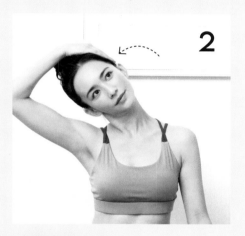

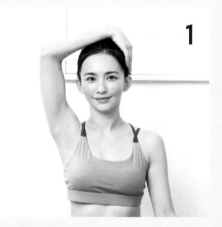

息を吐きながら
頭を右に傾ける

顔は正面に向けたまま、右手で頭をじんわり右に
倒す。5〜10秒、気持ちいいところでストップ。

右手で頭の上から
頭の左側面を押さえる

立ったままでも座った状態でもどちらでもOK。思
い立ったときに気軽にできるストレッチです。

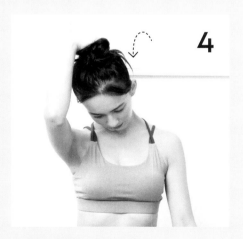

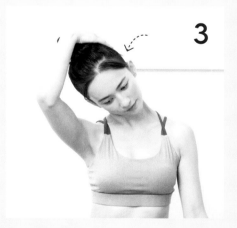

さらに角度を変えて
後ろから押す

またゆるめて、さらに角度を変えてじんわり倒す。
手を入れかえて逆側も伸ばして。

右手の場所を頭の斜め後ろに
移動し、角度を変える

いったんゆるめて、次は斜め左後ろから、斜め右
前にグーッと倒す。息を吐きながらゆっくりと。

首を細く長く見せる

肩のストレッチ

肩を回して肩甲骨回りをほぐします。首のつけ根にある富士山
のような僧帽筋もゆるめるので、首が長く見えるように。

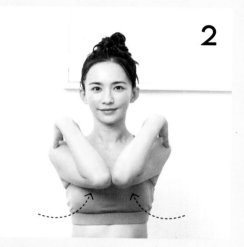

2

肩に指先を置いたまま
息を吸ってひじとひじを合わせる

肩を支点にして両ひじを回していきます。まずは
息を吸いながらひじとひじがぶつかるところまで。

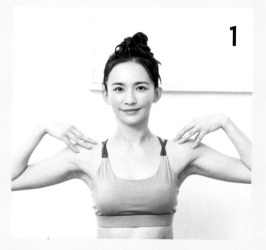

1

両肩に指先を乗せて
ひじを肩の高さまで上げる

デスクワークで肩がこったときにも使えるストレッ
チ。イスに座ってやっても立ってやってもOK。

肩が上下に動かない
ように固定しながら
ひじを回していく

ひじとひじを合わせたまま、なるべく上ま
で持ち上げたら、今度は息を吐きながら
ひじを後ろに回す。手の甲が耳に触れる
ように、胸をしっかり開くことを意識して。

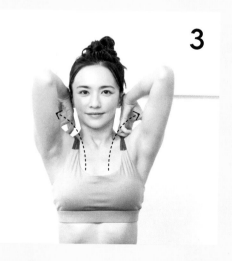

3

SMALL FACE

SMALL FACE

顔のゆがみがととのう

腕のストレッチ

使えていない女性の多い上腕三頭筋をストレッチすることで体の
アンバランスを改善。肩甲骨も動かし、ゆがみをととのえます。

動画で
CHECK!

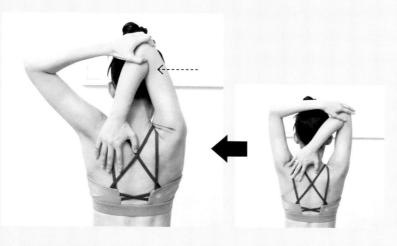

両腕を上げ
左手で右手のひじを
グーッと引っぱる

息を吐きながら左手で右ひじを
グーッと左側に引く。首は前に倒
さないように、なるべく起こしたま
まで。息を吸うときはいったんゆ
るめ、吐きながらまた引いていく。

首のシワをなくす

胸のストレッチ

動画で
CHECK!

肩が丸まると顔も自然と前に下がり、首の前側の筋肉が使えず
シワができやすく。大胸筋をゆるめて肩を開けば改善します。

体の後ろで両手を組み
息を吐き
組んだ手を持ち上げる

肩甲骨を寄せながら、なるべく肩を後ろ
側へ開く。肩は上下させず固定し、息を
吸って吐きながら上げられるところまで
上げ、息を吸いながらおろす。胸を開き、
鎖骨を長く伸ばすイメージで。

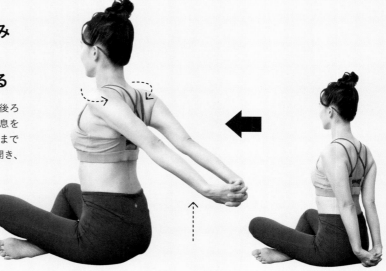

まおみ語録 ――

ピラティスと出合い気づいた無理をしない自分

ホルモンバランスには 人間、脳では勝てない

> 「生理前に無性に食欲が増す」とかそういう悩み、しかたないと思うんです。でも「本当に食べたいのか、ホルモンバランスの乱れで引き込まれてるだけなのか」、一瞬考える時間をとるだけでも、3回に1回は衝動食いを減らせると思います。

くらべる対象は常に昨日の自分

自分への絶対的評価だけを上げていく。周りとくらべるのは若いときでおしまいにして、

> 周りとくらべるのはもちろん、比較対象を20代のころの自分にしちゃうのも違うと思うんです。昨日より少しでもよくなっていたらいいじゃない。あとからふり返ったら数年前とも変わっているはず。

やる前はだれでも、私も
面倒くさい。永久に。
でもやったら楽しいし、
気持ちいい。
**疲れている日の
お風呂と同じ**

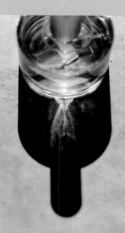

"「嘘だろ」って思われるでしょう
が、私、運動が好きじゃないんで
すよ（笑）。だからピラティスも毎
回面倒くさくて「行くのやめようか
な」って一瞬チラつく。でも気持
ちいいから続いているんですよね。"

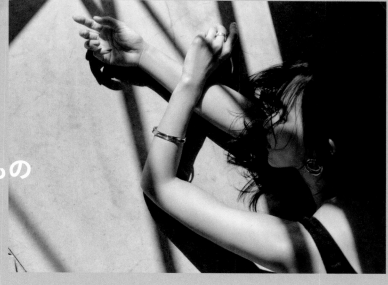

ピラティスは
歯磨きのようなもの

"歯磨きって虫歯にならないための日々の
ケアですよね。ピラティスも同じで、悪く
ならないように予防する感覚です。数回
で劇的によくなることはないけど、いい
状態をキープすることはできます。"

ピラティス以外のことも
「どうせできないし」って
思うより、
「ちょっとやってみる」っていう
**自分になれたことが
すごく幸せ**

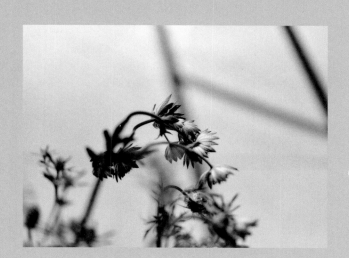

"最近ボルダリングやサーフィンに初挑戦
したんです。サーフィンは１回でくじけた
んですけど（笑）、前なら「やっても無駄」
と思っていたのが、「やりたい！」と思え
るようになったことが幸せです。"

姿勢は
人生を変える

" ピラティスインストラクターの資格をとったのって、子どもにこのよさを伝えたいと思ったからなんです。これから先、子どもの姿勢が悪くなることもあると思うんですよ。でも正しい姿勢を意識することを教えてあげられたら、それを知らない人生とまるで違ってくるだろうから。 "

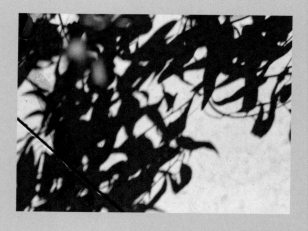

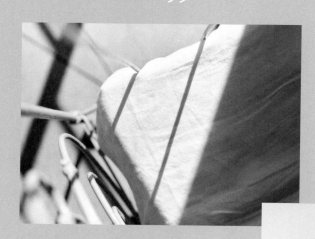

可能性は
無限大だって
信じて

自分がいちばん自分のことを知らないし、枠に縛りつけてる。

" 自分が合うと思っているものより、人からすすめられたもののほうが案外自分に合うってことありますよね。体質も、合う・合わないも、思い込みはいったん捨てて、自分はなんでもできるって思ってほしいな。 "

今のままの自分で、
すでに唯一無二の、
だれかにとって
大切な存在。
だからもっと自分を大切にして
あげなきゃいけないって
全員に気づいてほしい

" ピラティスも人生もですけど、あんまりがんばりすぎないでほしい。もっと気楽で自然体でいいんです。自分を変えるんじゃなくて、自分と向き合って、本来の魅力を引き出してほしいなと思います。 "

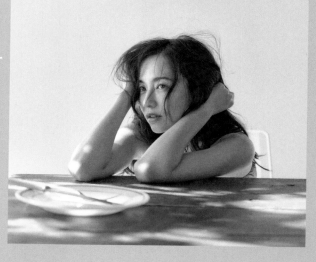

Healthy FOOD

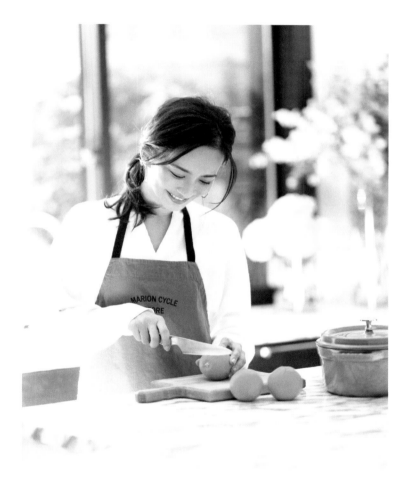

ダイエット効果を高めたいなら……

優木まおみ的

ヤセるカラダをつくる食事術

ピラティスだけでももちろん体は変わるけど、食事改善でダイエット効率はさらにUP。
でも、「絶対にとり入れなきゃいけない」わけではないので、
まずは正しい知識を頭に入れることから始めて！

ビタ・ミネ・タンでととのえて、まおみ BODY になる！

1日に食べたい 優秀食材 LIST

「ヤセやすい体」ってどんな状態のこと？　それは、ためない体＝代謝がいいってこと。
そうなるためにオススメの食材、1つずつでもとり入れてみて。

"ねばならない" はないので
できることから試して！

100%とり入れようとするとハードルが高く感じるので、1つずつ試すくらいの気持ちでOK。ちなみに、「夜は野菜しか食べていないのにヤセません！」という声を聞くことがありますが、代謝を上げるには野菜に含まれるビタミン・ミネラルに加え、たんぱく質が欠かせません。不足すると筋肉が減り、ヤセにくい体に。ビタ・ミネ・タンのバランスが大事！

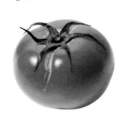

TOMATO

トマト（プチトマトなら4個）

半個

アンチエイジング効果の高い「リコピン」に加え、むくみ解消に役立つ「カリウム」など、ミネラル類も豊富。我が家では毎食のように登場します！

玉ねぎ　1個

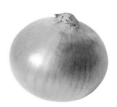

血液サラサラ作用が有名な玉ねぎ。糖質をエネルギーに変える「ビタミンB1」が多く含まれているので、ダイエット効果を加速させてくれます。

ONION

PAPRIKA

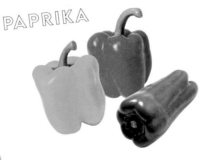

パプリカ・ピーマン　1個

色により少しずつ含まれる栄養素が違うので、彩りよくとり入れると勝手に体がととのう便利野菜。グリルすると甘みが増しておいしい！

MUSH ROOM

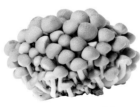

きのこ類　1種類

低カロリーなのに栄養豊富なきのこ類。ビタミンやミネラルのほかに、食物繊維も含まれるため、腸内環境をととのえて便秘解消にも効果的。

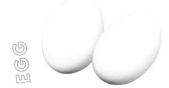

卵

EGG　2個

高たんぱく・低糖質なので、体づくりにぴったり。ほぼ完全栄養食ですが、「ビタミンC」は含まないので、野菜などといっしょに食べると◎。

1週間分の まとめ買い 食材 *Sample*

・玉ねぎ7個

・トマト4個

・パプリカ、ピーマン7個

・卵14個

・きのこ類
（しめじ、えのきだけ、
エリンギ、しいたけなど）

・鶏肉
（むね肉、ささ身など）

・豚肉
（ロース肉、ヒレ肉など）

・牛肉
（ヒレ肉、もも肉など）

・魚介類
（まぐろ、サーモン、
いか、たこ、えびなど）

・植物性タンパク質
（豆腐、納豆、おからなど）

上記に加え、旬の食材を意識してとり入れます。そのほかサラダによく使う野菜、果物なども追加。「過ぎたるは及ばざるより悪し」だと思うので、たくさん買ってしまったら無理して食べようとせず、上手に数回に分けて使いきれるといいですね！

ANIMAL PROTEIN
動物性たんぱく質
（2種類）

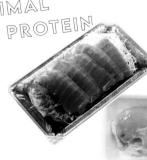

チーズなどの乳製品も含まれます。肉類なら脂肪分の少ない鶏肉や豚ヒレ肉、ラム肉、牛赤身肉などがオススメ。魚介類は基本的になんでもOK。

VEGETABLE PROTEIN
植物性たんぱく質
（1種類）

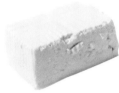

よく食べるのは豆腐やおから、納豆。豆腐に含まれる「レシチン」は脂質の代謝に役立ちます。納豆はカルシウムや鉄などを補ってくれます。

そのほかのオススメ食材

1日に食べたい優秀食材リストに、日によってこれらもプラス。
食べても太りにくく、体を元気にする食材ばかりですよ！

むくみ解消

・バナナ

・キウイ

・じゃがいも

・さつまいも

・ほうれんそう

・玄米

代謝UP

・ナッツ類

・緑黄色野菜

・海藻類

・純ココア

冷え改善

・しょうが

・紅茶

・かぼちゃ

・カリフラワー

・長ねぎ

・ごぼう、にんじん、れんこん

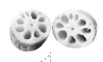

糖質の多い根菜類は
1日1種類程度に調整！

ヤセ体質の秘密は、朝・昼・晩の食べ分けにアリ!?

食べる時間 の RULE

せっかく体によい食事を心がけていても、時間をまちがえてしまうともったいないことに。
私自身守れない日もありますが、知っておいて損はなし！

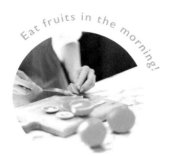

Eat fruits in the morning!

フルーツは欲するままに。
特に **朝食べる** のがオススメ

2

フルーツは基本的に好きなだけ、いつ食べてもOKと考えています。ですが、朝食べることでメリットがたくさん。糖分の働きで目覚めがよくなったり、食物繊維が豊富だから便秘解消効果も。また、手っとり早くビタミンなどをとれるので、忙しい朝にぴったり。

寝る前と起きてから
コップ1杯の
水分 をとる

1

人は寝ている間にコップ1杯分の汗をかくため、寝る前の水分補給を怠ると脱水状態になって夜中に起きてしまったり、質のよい睡眠がとれません。また、朝の水分補給は腸の動きを活発にして自律神経をととのえてくれる効果が！

3

小麦 をガツンと たくさん食べたい ときは
お昼 までに

ラーメンやうどん、パスタなどの小麦製品は、栄養素としては考えていません。糖質が高く太りやすい食材でもあるので、"おなかいっぱい食べるなら昼までに"を心がけています。そうすれば、糖質がその日に消費されずに脂肪としてたまってしまうのを防ぐことができます。

ルールを守れない
日があっても大丈夫！

カフェイン の多い飲み物は
15時 までに

4

カフェインが残っていると、寝ていても脳がやや覚醒した状態に。脳が休まらない＝体が代謝に全力をつぎ込めない＝脂肪が燃焼しづらいってこと。カフェインが完全に抜けるには8時間必要らしいので、23時就寝なら15時以降は控えたいところ。

5

寝る4時間前 までに
夕食をすませる

カフェインと同じで、睡眠中に胃の中に食べ物（特に糖質）が残っていると、体が代謝に全力をつぎ込めません。朝起きてトイレに行ったあと、寝る前よりも800g〜1kg減っているのが理想的。毎日体重をはかって自分の代謝が正常か知っておきましょう。

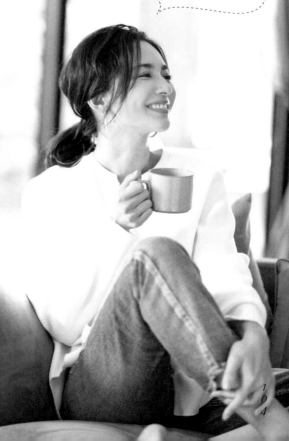

シンプルに、本当にカラダが必要な量と質を感じて!

調理法&食べ方 のRULE

食事に対する考え方を変えると、自然と調理法や食べ方に意識を向けるように。
量は同じでも満足感がアップして、脳がよけいなものを欲さなくなる!

1

食事の時間は**携帯を置いて、その瞬間に全集中**する

1日10分プログラムでも紹介したマインドフルイーティングがオススメ。テレビやスマホを見ながら、など、いわゆる"ながら食べ"はやめて、忙しい日こそ、一口一口味わって食べる時間を持ちましょう。満足感もアップして、ストレス食いも減りますよ。

2

スムージーにするのではなく、**食材の色や食感を楽しんで**食べる

野菜は大きめに形を残してカットし、よくかんで食べて。満腹中枢を刺激し、ダイエットにも効果的だし自律神経もととのいます。これ以上の量を本当に必要としているのか、脳が食べたいと言っているだけなのではないか、その判断ができるようになるはず。

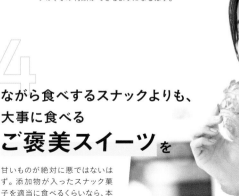

3

焼く・蒸す＋調味料で気楽に副菜を足して

献立にもうひと野菜追加したいとき、いちいち調理法を考えるのって疲れますよね。料理のハードルを下げて、シンプルに焼く・蒸す、それにお気に入りの塩をかける、などで気軽に副菜をふやすのがオススメ。足りない栄養を補えるならそれで十分だと思っています。

4

ながら食べするスナックよりも、大事に食べるご褒美スイーツを

甘いものが絶対に悪ではないはず。添加物が入ったスナック菓子を適当に食べるくらいなら、本当に「食べたい!」と思うおいしいスイーツを、ていねいに大切に食べる。間食でもその時間が自分にとって幸せで、マインドフルになっていればOKです。

ガマンではなく食事を大事に楽しんで!

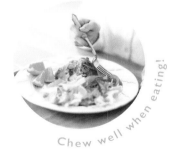

Chew well when eating!

5

"1日5白湯"で流れやすいカラダに

余分なものが流れやすい体にするには水分が大事。最近は起床後と寝る前に加え、食前にコップ1杯の白湯を飲むようにしています。水分1日2ℓを目標にしていますが、なかなかむずかしいところ。この習慣をとり入れれば、忘れずにとることができます。

簡単！　時短！　でも栄養たっぷりでカラダが喜ぶ

"食事はガソリン" 3食献立例

一見、手間がかかっているようで実は簡単！　1日にとりたい栄養をいかに効率よく
手軽にプラスしていくか、いつもその点を意識して献立を考えています。

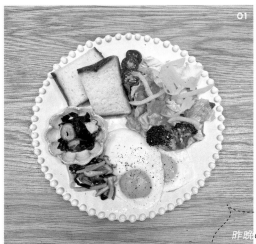

01

BREAKFAST

トースト ＋ サラダ
＋ 目玉焼き が定番

朝は子どもたちに食べさせるだけで大忙し！　朝食の定番
を決めていれば、ルーティン化できて負担が減ります。

" ワンプレートにして
足りない栄養素があれば
プラスするスタイル "

昨晩の残りの副菜で
品数をふやす！

LUNCH ランチは毎日が チートデー！

お昼は好きなものを好きなだけ食べていいルール。実際はラーメンの日もあれば、お弁当の日もあります！

腸活には発酵食品を
積極的にとり入れて

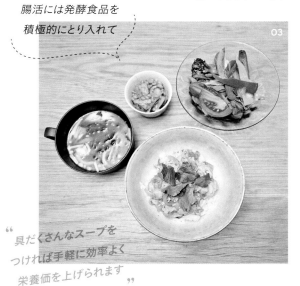

03

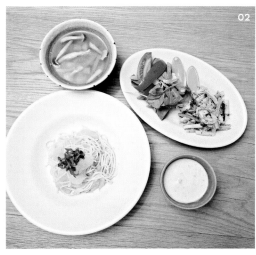

02

" 具だくさんなスープを
つければ手軽に効率よく
栄養価を上げられます "

106

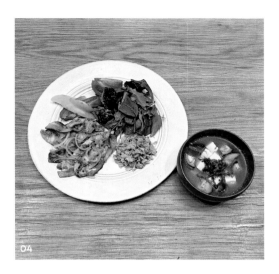

04

DINNER

子どもたちも好きな たんぱく質メイン の おかずで満足感を

夜は子どももいっしょなので肉料理や揚げ物をよくします。ワンプレートにすれば、食べすぎ防止にも。

" ふだんは白米も食べますが
お酒を飲むと白米を
欲さないで終わる日も "

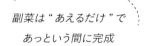

副菜は "あえるだけ" で
あっという間に完成

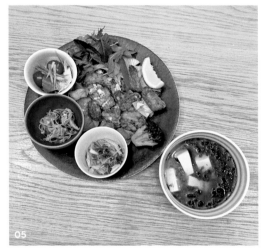

05

03　親子丼でたんぱく質をしっかりとれているので、ほかで足りない栄養素を。毎日食べたいきのこ類は、スープに入れるのが手軽でオススメ。発酵食品もあれば追加すると◎です！

02　メインはいか明太パスタ。料理に手間をかけたくないので、味つけはシンプルに。ヨーグルトでたんぱく質をプラスして、前日のかにかまサラダでボリュームもアップさせました。

01　定番のセットに、前日の残りの酢の物ときのこのあえ物をプラス。子どもたちにはウインナーやベーコンを添えることも。サラダはシンプルに、オリーブオイルと塩で食べるのが好きです。

05　まぐろの唐揚げがメイン。揚げ物をするときは、米油を使うことが多いです。副菜は前日のチャプチェに、あえただけの酢の物といか納豆でささっと。あおさのみそ汁でミネラル補給も。

04　しょうが焼きは子どもたちにも好評なのでよく作ります。緑の野菜とパプリカで彩りよく。みそ汁は、たんぱく質も入れられるのでとっても便利。この日の具はなすと豆腐にしました。

食事にまつわるあの疑問やお悩みを解決！

もっと聞きたい

いろいろな情報があふれているからこそ、頭が混乱していませんか？
もしかしたら、もっとシンプルに考えていいのかも？　ぜひこの回答をヒントにしてみて。

Q.1
ストレスで暴飲暴食してしまいます……。

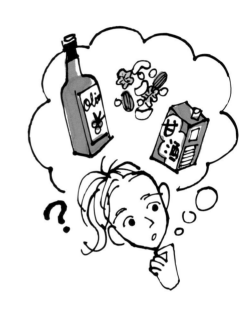

A.1　アンガーマネジメントと同じで、6秒だけ目を閉じてゆっくり呼吸。気持ちを落ち着かせてみて

たとえば、疲れて帰ってきて寝る前にどうしても甘いものが食べたい、ドカ食いしたい、そんなときは6秒だけ待ってみてください。体が本当に必要としているのか、脳にだまされているだけなのかをいったん考えてみる。それで「明日食べよう」っていうマインドになれたら暴飲暴食も減ってくるはず。しかも、おなかがすいている状態で糖質をとるのは逆効果なんです。血糖値が急激に上がる→今度はそれを下げようとしてインスリンが出る。そうするとアドレナリンが出て、**目がさえて眠れなくなります。** 夜こうなってしまうと大変ですよね。ゆったり入浴するなどして、自律神経をととのえ、心を落ち着かせてみて。

Q.2
美容にいいとうわさのココナッツオイルやナッツ、甘酒。どれくらいとればいい？

A.2　無理してとらなくてもいいです！おやつのかわりに楽しんで

前のページで紹介してきたような食事ができれば、プラスする必要はないです。むしろ、**TOO MUCH** になって**腸の消化能力を超えてしまう**かも。たとえば小腹がすいたときの嗜好品として、仕事の合間に甘いものがほしいときに、など。ただ、とりすぎには注意してくださいね！

Q.3
忙しくて料理に時間がかけられないときは？

A.3　体づくり期は特に、メニューをルーティン化しちゃうのもアリ

栄養がしっかりとれていれば、**毎日違うものを食べる必要はない**んです。たとえば、週のはじめに**具だくさんのスープ**を作ってそれを3日間かけて食べる、とか朝カレーにする、とかでもいいと思います。とにかく、続けるためにはいかに**料理の手間をかけずに栄養をとるか**、そこがいちばん重要です。

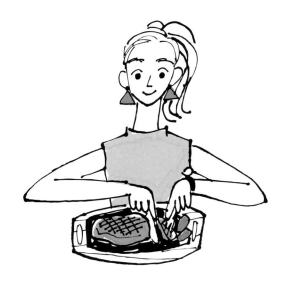

Q.4

ダイエット中に外食に
誘われたら、断るべき?

A.4 **全然、断る必要ありません!**
ビタ・ミネ・タンの法則を
頭に入れておいて

「ビタミン・ミネラル・タンパク質」をしっかりとることを意識すれ
ば、どんなメニューを選べばよいかわかりますよね? あとは食べ
る時間のルールですね。寝る直前におなかがいっぱいにならない
ように、**ディナーなら腹八分目**にしておく、とか**炭水**
化物を少なめにするなど。外食に限らず、「コンビニで
何を選べばいい?」とか「キャンプに行くときは?」などの場面でも、
基本を知っておけば、**応用**して考えることができると思います。

Q.5

仕事の都合でお昼ごはんが
夕方ごろになってしまいます。
どうしたらいい?

A.5 **それは晩ごはんととらえて、**
寝る4時間前くらいに軽く何かつまむ

それはお昼ごはんではなく、もう晩ごはんかも! 理想は3食きちんと食べることですが、
お昼ごはんが夕方になってしまうのであれば、**思い切って晩ごはんはがま**
んする! ただ、あまりにもおなかがすいた状態というのはよくないので、寝る4時
間前くらいに軽く何かつまむのがいいと思います。おなかがすいて寝られないときは、
ナッツやゆで卵、アボカドなどがオススメ。晩ごはんをがまんした分、朝はがっ
つり食べてOK。**朝からカレー**でも**パスタ**でも、好きなものを食べてください。

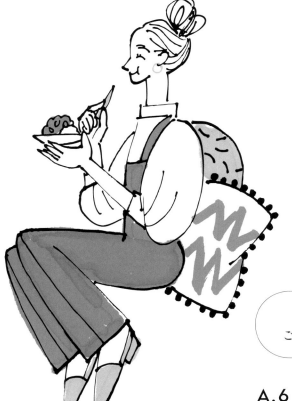

Q.6

お気に入りの
ご褒美スイーツは?

あんことか**和のスイーツ派**です。ご褒
美で言ったら、スイーツじゃないけど**辛ラー**
メンとかどうしても食べたくなるときがありま
す。ダイエット中でも、**「脳へのご褒美」**
は必要ですよね! くり返しになりますが、
好きなものをがまんする必要は
ないです。正しい知識とルールを知ってで
きることは実践しながら、好きなものを食べる。

A.6 **大福が好き。**
あとは辛ラーメン(笑)

その分がんばってピラティスをしましょうね!

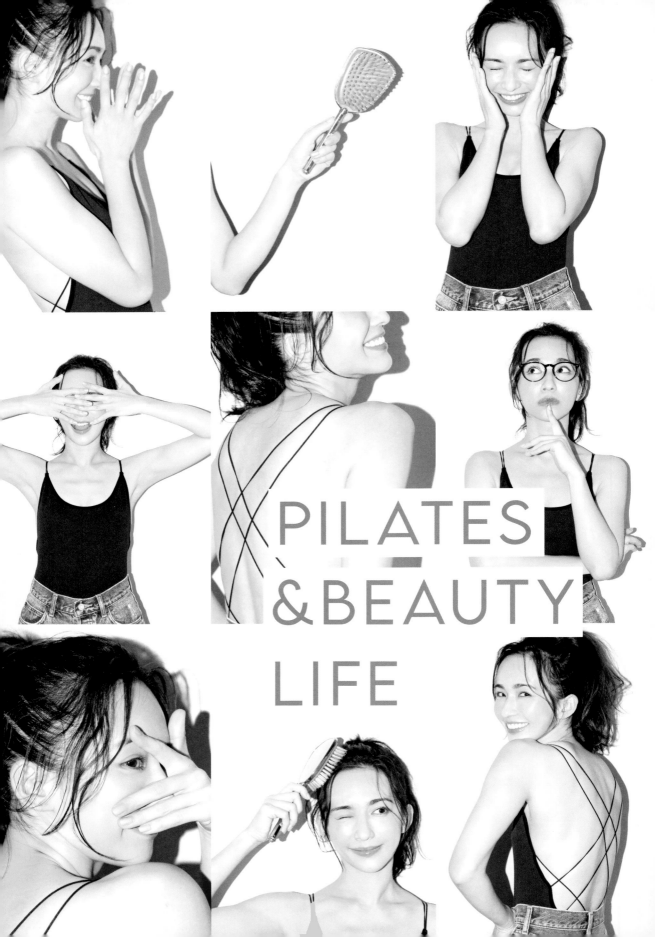

PILATES
&BEAUTY
LIFE

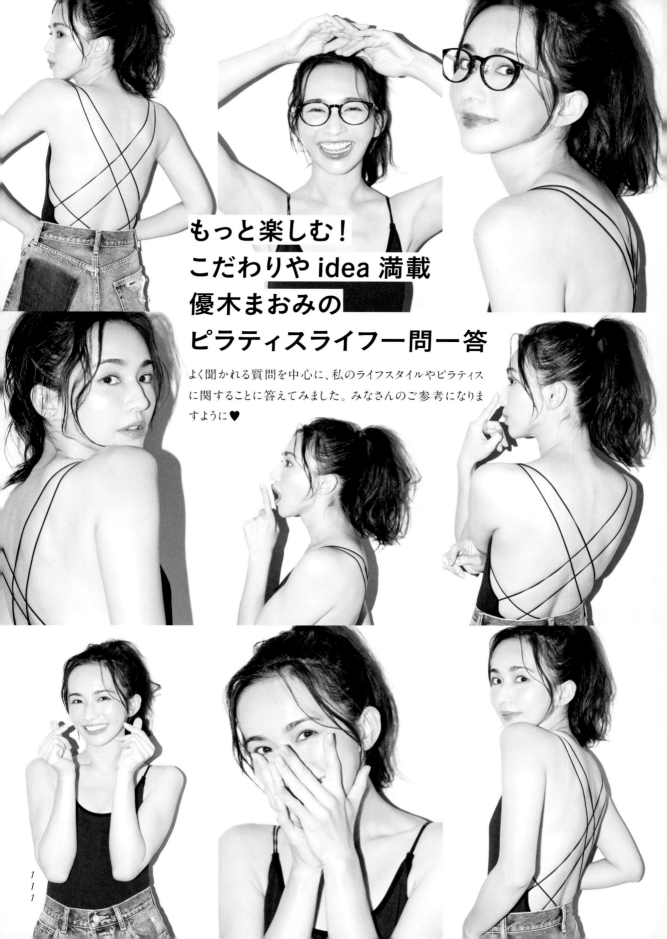

もっと楽しむ！
こだわりや idea 満載
優木まおみの
ピラティスライフ一問一答

よく聞かれる質問を中心に、私のライフスタイルやピラティスに関することに答えてみました。みなさんのご参考になりますように♥

[Q.1]

良質な睡眠をとるために気をつけていることは？

ANSWER

たとえばパジャマ、寝具……などより、

温度と湿度が最重要。

あと **22 時台には布団に入る、**

せっかく肌が生まれ変わるのに

もったいないって思っちゃう

・・・

「眠りが浅い」というのは、少し覚醒している状態で寝ているということ。そうすると、脳がちゃんと休まらない＝体がエネルギーを代謝することに全力をつぎ込めない。しっかり眠れれば脂肪も燃焼するし、肌だってきちんと生まれ変わるけど、浅い眠りだとそれがかなわないんですね。だから睡眠の質は大事。温度と湿度が高すぎたり低すぎたりすると快適には寝られないので、適温適湿を心がけています。あと寝ている間は汗をたくさんかくので、水を一杯飲んで寝る。水分不足になると体ってSOS出して目が覚めたりするから。

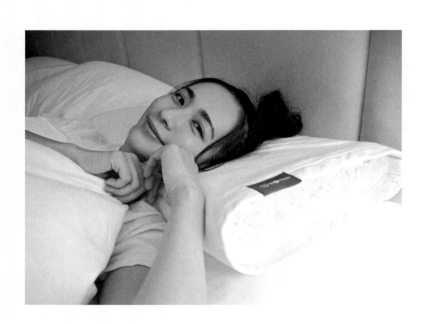

ヘアケアは……

入浴剤は……

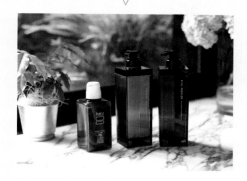

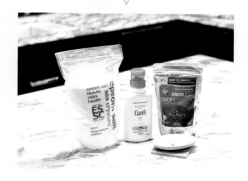

右から・イーラル プルミエ バランシングシャンプー SY【医薬部外品】400ml 11,000円＋税、同 セラムトリートメント SK 400ml 11,000円＋税／ともにイーラル　haru kurokami スカルプ（シャンプー）400ml 3,600円＋税／haru

右から・薬用アスリートリラックス【医薬部外品】2,500円＋税（30錠）／ホットタブ重炭酸湯　キュレル 入浴剤【医薬部外品】420ml 1,000円＋税（編集部調べ）／花王　シークリスタル エプソムソルト オリジナル 2.2kg 1,200円＋税／ヒロセ

[Q.2]

スキンケアやヘアケアなど、美容法を教えてください

ANSWER

基本的には
ピラティスだけなんです。

それだけで調子がいい。

ただ肌のバリア機能を高めるために

入浴剤にはこだわっています

• • •

熱いお湯や洗浄料で肌のバリア機能が壊されたときに、よい入浴剤を使えば自然と保湿されると皮膚科の先生から聞いて、入浴剤は3種類をブレンドしたりして使っています。ホットタブの重炭酸は血流がよくなるので、筋肉の回復を促してピラティス効果をアップしてくれます。体から失われがちなミネラルを補うにはエプソムソルト。キュレルはセラミドが主成分で、すぐ保湿しなくてもちゃんとうるおう。シャンプーはkurokamiスカルプを日常使い。子どもも安心して使えて、シャンプーだけでパサつかないので時短に。イーラル プルミエは特別な撮影前や疲れているときに使います。

[Q.3]

ピラティスのおすすめウエアは?

ANSWER

ホールド感があり、
そしてワンサイズ大きめのものを。
韓国ブランドのウエアもおすすめ

• • •

素材はかためのほうが私は好き。やわらかくてホールド力がないものは、ヨガなど柔軟性が必要なものには向いていると思いますが、ピラティスにはもう少しガシッと筋肉を支えてくれるウエアがいいかなと思います。しっかりした素材だと下着が透けないのもうれしいですね。サイズは、ハミ肉が気になるとエクササイズに集中できないので、ワンサイズ大きめ。形はハイウエストで、インナーマッスルを支えてくれるものがいいです。最近気に入っているのは韓国ブランドのゼクシィミックス。あとはワンアーツのウエアもよく買っています。

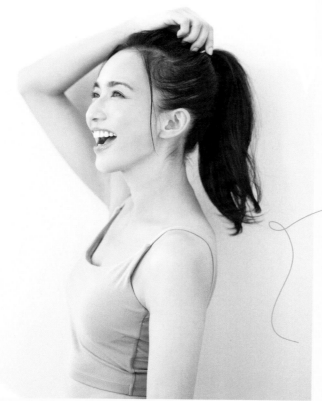

POINT!

**オンラインレッスン中は
高めのポニーテールが定番!**

レッスン中は髪の毛をまとめたいけれど、あお向けになったときに邪魔になるのもイヤ。なので、高めの位置でポニーテールにすることが多いです。

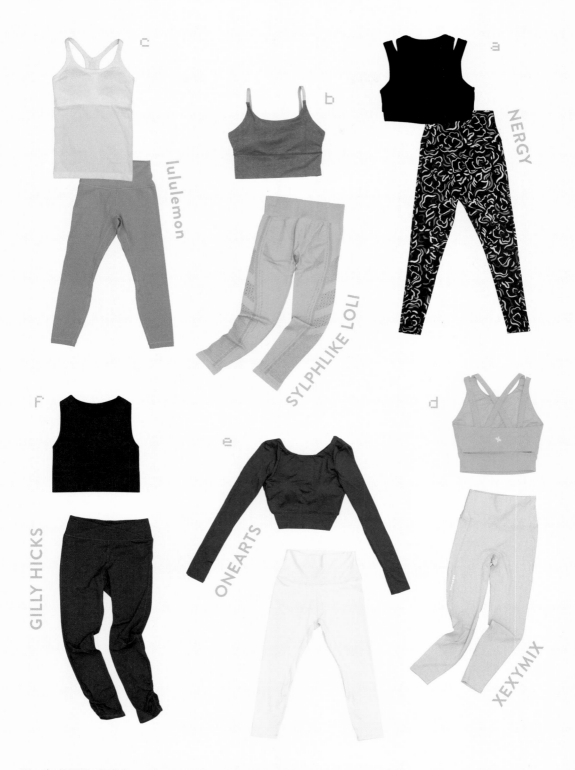

a 黒トップス 7,500円＋税、柄ボトムス 9,000円＋税／ともにNERGY（ジュンカスタマーセンター）　b 赤トップス 3,960円＋税、ピンクメッシュボトムス 3,580円＋税／ともにSYLPHLIKE LOLI（SLOLI）　c 白リブトップス 7,500円（税込）、ボトムス 14,200円（税込）／ともにルルレモン　d オレンジトップス 4,730円＋税、グリーンボトムス 4,620円＋税／ともにXEXYMIX　e トップス 3,510円＋税、イエローボトムス 3,870円＋税／ともにONEARTS　f トップス 3,690円（税込）、ボトムス 5,490円（税込）／ともにGILLY HICKS（ホリスター）

[Q.4]

ピラティスをするときにおすすめの道具は？

ANSWER

慣れてきたら、**負荷を高めたり、違うエクササイズができるギア**をとり入れてみて

・・・

ギアはマストではないので、慣れてきてほしくなったら買えばいいと思います。マットで行うピラティスエクササイズで、道具がないとできないものはありません。ただ道具を使うことで、さらに一歩踏み込んだ動きができたり、負荷をかけたりすることができるので、あると世界は広がりますね。体をほぐすのに使える筋膜ローラーやストレッチポールも、使ってみると気持ちいいですよ。

**筋膜ローラーでほぐすと
ピラティスの動きもよくなる**

絶対的にオススメしているのが筋膜ローラー。ピラティスだけやっているとなかなかほぐれない筋肉にダイレクトに効いてくれるんです。

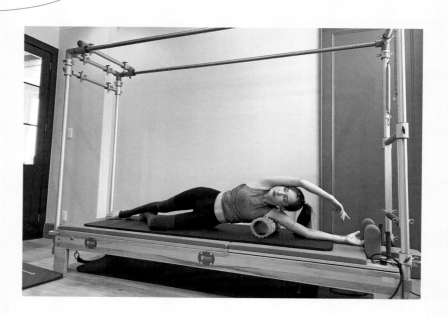

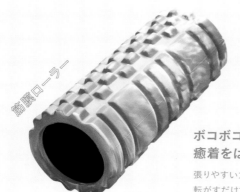

筋膜ローラー

ボコボコが筋膜の
癒着をはがしてくれる

張りやすい太ももの前など、ゴロゴロ
転がすだけでかなりほぐれる。筋肉に
ダイレクトに効いてる感じがします。

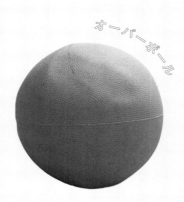

オーバーボール

太ももにはさんで内ももを
鍛えるのに最適!

空気をゆるめに入れて、初級の生徒さ
んに骨盤の動きを理解してもらうため
に使います。内転筋の強化にも◎。

ヨガホイール

体を乗せて伸びると
驚くほど伸展する!

背中を乗せたり手を置いて肩
のストレッチをしたり、もう一歩
ステップアップして伸ばしたい
人向けです。

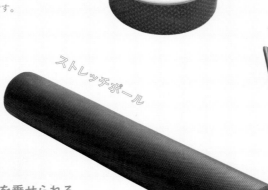

セラバンド

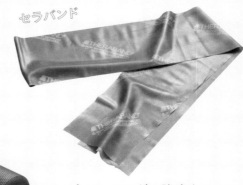

ストレッチポール

背骨全体を乗せられる
ソフトな感触のポール

背骨を乗せて胸を開くと、すごい角度
でそらせるので気持ちいい。エクササ
イズ全般に使いやすいギアです。

トレーニングの強度を
増す、伸縮するバンド

ゴムの伸縮で負荷を増します。逆に、
むずかしいエクササイズで手の長さを
補い、難易度を下げることも可能。

アンクルウエイト

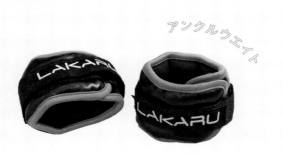

足首や手首に巻くおもり。
自重で足りないときに

このウエイトは500g。もっと重いもの
もあります。通常のエクササイズがも
の足りなくなってきたときに使って。

[Q.5]

ピラティスへ行く日のファッションは?

ANSWER

×トレーニングウエアで コーディネートするのも楽しい。

その日の予定しだいで小物合わせを変えたり

・・・

ピラティスって芯からあたたまりはするけど汗だくにはならないし、髪も乱れまくるってわけじゃない。だから、午前中トレーニングして、午後はそのまま別の用事をすませることがわりとあります。そんなときは、下にトレーニングウエアを着たまま洋服を重ねたり、あえてウエアとコーディネートを楽しんだり。そんな、午後から予定がある日のファッションはこんな感じです。

上からワンピで華やかに

女友達とランチの日は

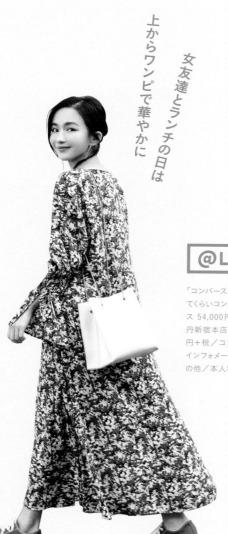

@LUNCH

「コンバースとともに生きてきたったてくらいコンバース大好き♥」ピアス 54,000円＋税／マリハ 伊勢丹新宿本店 スニーカー 5,800円＋税／コンバース（コンバース インフォメーションセンター） その他／本人私物

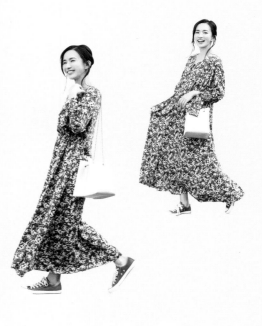

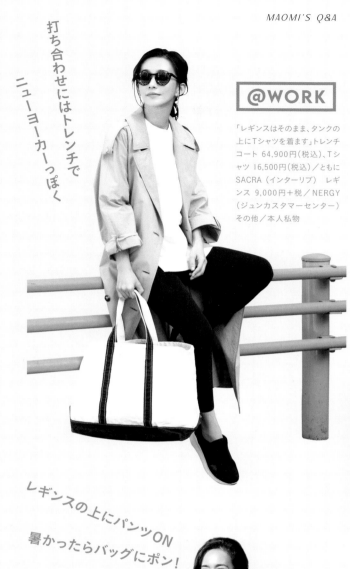

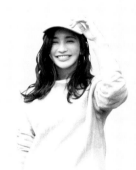

打ち合わせにはトレンチで
ニューヨーカーっぽく

@WORK

「レギンスはそのまま、タンクの上にTシャツを着ます」トレンチコート 64,900円(税込)、Tシャツ 16,500円(税込)／ともにSACRA（インターリブ） レギンス 9,000円＋税／NERGY（ジュンカスタマーセンター） その他／本人私物

ロンT1枚はさむと私服感が
出せるしお尻も隠れる

レギンスの上にパンツON
暑かったらバッグにポン！

@PARK

「公園くらいならレギンスの上からパンツはいちゃう」ボーダートップス 11,000円＋税／Le minor デニムパンツ 23,000円＋税／upper hights(ともにGUEST LIST) その他／本人私物

@CAMP

「お尻さえ隠せばレギンスのままキャンプにも行けちゃう」トレーナー 10,000円＋税／チャンピオン（チャンピオン ブランドハウス シブヤ トウキョウ） レギンス 9,000円＋税／NERGY（ジュンカスタマーセンター） キャップ 7,400円＋税／カシラ(カシラ ショールーム) その他／本人私物

[Q.6]

ピラティスで体力がついて、どんないいことがありましたか？

ANSWER

いっぱいありますが、

なんでも「やってみよう」って

マインドに変わったこと。

特に子どもといっしょにアクティブに

遊べるようになって、楽しさが増しました

・・・

体力もつき、動ける体がベースにあるので、「じゃあその体を何かに使ってみよう」と思うように。たとえば1人目のときは、子どもといっしょにアスレチックや公園に行くのがとてつもなくイヤで、「ママは疲れてるから、ひとりでやってきなよ」とそばで見ているだけだったんです。でも今は子どもといっしょになって遊んじゃう。「やりたい！」って思えることも、やってみて「意外とイケるじゃん！」ってなることも、どっちもうれしい。子どもも喜びますし、40代に突入したからこそ、遊ぶことを大切にしたいなと思っています。

**キャンプにハマって
ハイエースを購入！**

最近、頻繁にキャンプに行くので、とうとうキャンピングカー仕様のハイエースを購入しちゃいました。後部座席で寝られるんです♪

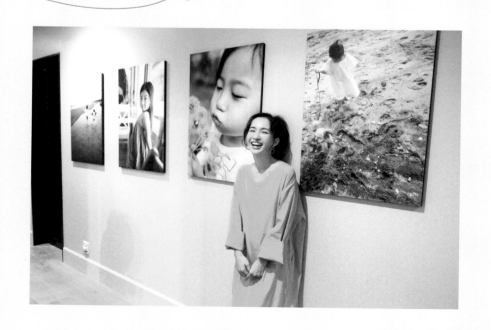

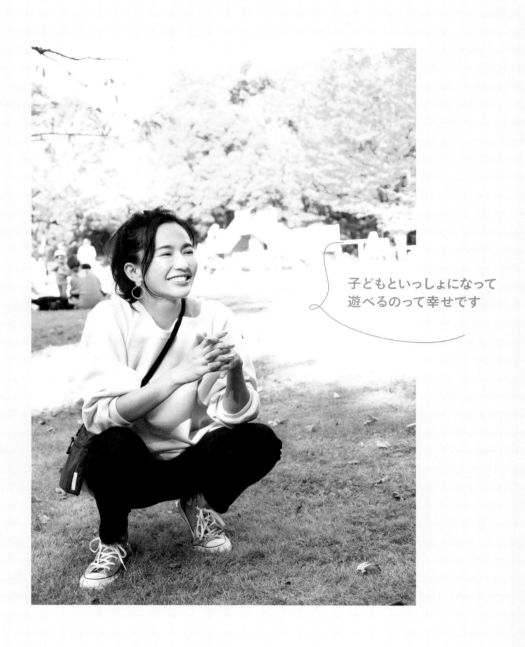

子どもといっしょになって
遊べるのって幸せです

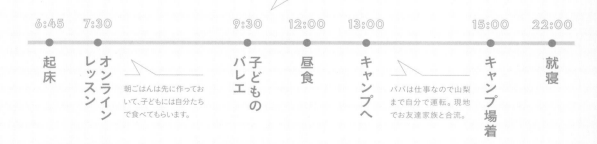

とある土曜日のスケジュール

2人ともバレエを習って
いるのでレッスンに連れ
ていきます。11:00まで。

6:45	7:30		9:30	12:00	13:00		15:00	22:00
起床	オンラインレッスン	朝ごはんは先に作っておいて、子どもには自分たちで食べてもらいます。	子どものバレエ	昼食	キャンプへ	パパは仕事なので山梨まで自分で運転。現地でお友達家族と合流。	キャンプ場着	就寝

おわりに

いろいろなことをお伝えしてきましたが、私の語ったことすべてから「ねばならない」を全部断ち切ってほしいんです。「できたらいいな」とか「やれたら私えらいな」くらいの感じで受け止めてほしい。いっぱい提案するけど、「やらなきゃいけない」ことは1個もないんです。自分の心の中で「楽しいな」とか「幸せだな」という気持ちが7割くらいを常に占めている、そのくらいのがんばりで十分だということを伝えたいです。

日本人の気質でしょうか。みんな、がんばりすぎちゃうんですよね。エクササイズもマッサージも食事も、「これ、毎日やったほうがいいですか?」「これ全部やるんですね?」って女性誌の取材だと絶対に聞かれちゃうんですけど(笑)、みんな毎日そんなに時間ありますか? ないですよね。「今日はピラティスを100%全力でやれないからやらない」んじゃなくて、「ちょっとやったら、やらないよりはいいよね」っていう考え方をしてほしいなって思います。

オンラインレッスンで「今日は子どもを預けられなくていっしょにいるんです、すみません」ってよく謝られるけれど、そんなの全然いいんです! いくらでも転がしておいてください。「すごく邪魔してきたから全然できませんでした」っていう方もいますが、参加しなかった1時間よりは、絶対プラスになっていますよね。子どもが乗ってきて動けなかったとしても、話を聞いていれば頭には残っているし。そういう一歩一歩を確実に積んでいけばいいんです。そうやって積み重ねたものは、そうやすやすとゼロになることはない。逆に0か100かで考えちゃう人は、100点満点のがんばりを2〜3週間続けて、あるときからパタッとやめちゃう。そうしたらその先はずっと0点だし、それ

が半年も続いたら前より悪くなっちゃうかも。だから大事なのは「がんばりすぎないこと」です。

サロンの会員さんたちには「がんばりすぎない努力をして」といつも言っています。「サボっちゃったからもう顔を出せない」なんて思う必要もないし、「いつでも門は開いているんで」という気持ちでレッスンをしています。本を見てのエクササイズも同じことだと思います。

もちろん「最小の努力」とはいっても、がんばるときはちゃんとがんばらないと体は変わりません。

ただ今の時代、みんな忙しいから、無駄なことはしたくないですよね。この一冊を読んで、「ロジカルな、意味のあるがんばり」をしてほしいと願っています。

そして、私のメソッドでもうひとつ大事にしているのは、自分を慈しむ時間を持つこと。自律神経をととのえることでストレスを軽減させ、ヤセやすい体をつくるというのもそうだけど、あるがままの自分を受け入れるということも大事だと思います。「体を変えたい」と思っている方がこの本を手にとってくれていると思いますが、「自分じゃない自分に変えよう」ということではなく、「自分の体を本来の魅力的な姿に戻していこう」というのがピラティスなんです。

また、こんな大変な時代だからこそ、「自分はだれにもかえがたい唯一無二の存在で、そこに存在しているだけですばらしい」ということ、「その存在を大切に思ってくれる子どもや親や家族、友達が必ずいて、"元気でいてほしい"って願っている」ことを忘れないで。自分のことを大事にしてあげられるのは自分だけ。みんな、たくさん慈しんでね。

優木まおみ

FASHION BRAND LIST

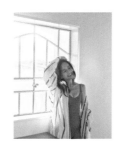

p.008

ストライプロングワンピース 52,000円＋税／Sov.（フィルム）　ピアス 92,000円＋税、ダイヤネックレス 88,000円＋税、ネックレス 186,000円＋税／以上GIGI（ホワイトオフィス）　赤スイムウエア／スタイリスト私物

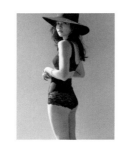

p.007

coverと同じ。ハット／スタイリスト私物

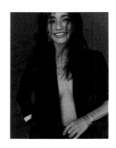

p.005

ダブルジャケット、パンツ／ともにカオス（カオス横浜）　ピアス 34,000円＋税／ブランイリス（エストネーション）　バングル 52,000円＋税／シンパシー オブ ソウル スタイル（フラッパーズ）

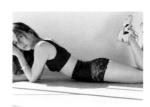

cover & p.016

ピアス 38,000円＋税／Lemme.　リング 34,000円＋税／ブランイリス（エストネーション）　バングル 135,000円＋税／GIGI（ホワイトオフィス）　ブラトップ、ショーツ、スニーカー／スタイリスト私物

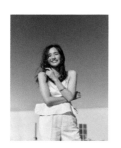

p.013

ペプラムキャミソール 23,000円＋税、シアーパンツ 29,000円＋税／ともにマサコ テラニシ（アブレドゥマン）　ピアス 88,000円＋税、ブレスレット 34,000円＋税、バングル 92,000円＋税／以上GIGI（ホワイトオフィス）

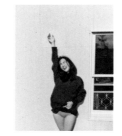

p.012

ブラトップ 7,500円＋税、ショーツ 3,000円＋税／ともにヘーゼル（エンビーアール）　ピアス 34,000円＋税、リング 42,000円＋税、バングル 76,000円＋税／以上ブランイリス（エストネーション）　パーカ／スタイリスト私物

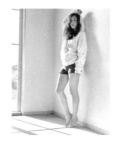

p.011

フーディー、ニットパンツ／ともにスタイリスト私物

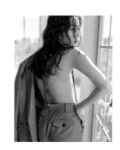

p.010

ジャケット、サスペンダーつきパンツ／ともにアンクレイヴ（オンワード樫山）

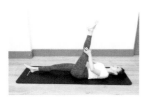

p.038

Tシャツ 2,490円（税込）／GILLY HICKS（ホリスター）　レギンス 14,200円（税込）／ルルレモン

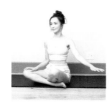

p.032

ニットキャミ 2,490円（税込）、ニットパンツ 2,490円（税込）／GILLY HICKS（ホリスター）

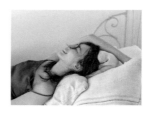

p.029

サテンキャミソール／アンクレイヴ（オンワード樫山）　ネックレス 110,000円＋税、リング 67,000円＋税／ともにGIGI（ホワイトオフィス）

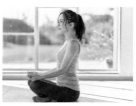

p.026

カーキレギンス 12,910円＋税／ルルレモン　ピアス 34,000円＋税／ブランイリス（エストネーション）　その他／スタイリスト私物

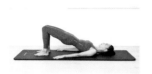

p.072

赤トップス 4,730円＋税、赤ボトムス
4,730円＋税／ともにXEXYMIX

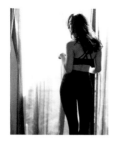

p.068

黒トップス 7,500円（税込）、黒ボトム
ス 14,200円（税込）／ともにルルレモ
ン

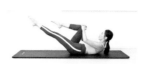

p.062

イエロートップス 3,300円＋税、グレ
ーライン入りボトムス 3,750円＋税
／ともにSYLPHLIKE LOLI（SLO
LI）

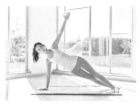

p.042

ミントタンクトップ 6,819円＋税、ピン
クレギンス 12,910円＋税／ともにル
ルレモン　ピアス 18,000円＋税／ブ
ランイリス（エストネーション）

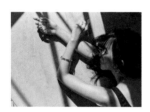

p.099

p.007と同じ。

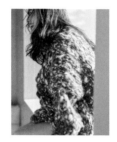

p.098

ブラウンミックスタートルニット／シー
オール（カオス横浜）

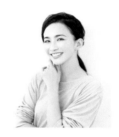

p.094

トップス／スタイリスト私物

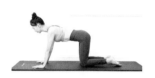

p.088

グリーントップス 3,400円＋税／SYL
PHLIKE LOLI（SLOLI）　グリーン
ボトムス 5,490円（税込）／GILLY HI
CKS（ホリスター）

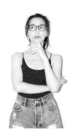

p.110

ピアス 8,000円＋税／dix　黒キャミ
ソール、デニムパンツ／スタイリスト
私物

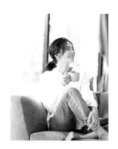

p.104

トップスはp.101と同じ。デニムパン
ツ 23,000円＋税／upper hights
（GUEST LIST）

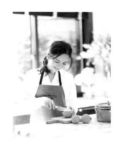

p.101

トップス 20,900円（税込）／SACRA
（インターリブ）　エプロン 3,800円
＋税／VOIRY STORE　ピアス 28,
000円＋税／Lemme.

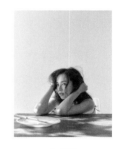

p.100

チューブトップ／スタイリスト私物

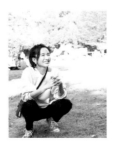

p.121

すべて本人私物

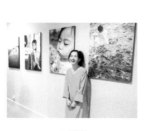

p.120

イエローワンピース 22,700円＋税／
ELENDEEK

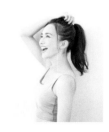

p.114

ブルートレーニングトップス 2,550円
＋税／ONEARTS

※掲載アイテムの情報は発売時点のものです。変更になる場合があります。

SHOP LIST

FASHION	アプレドゥマン	03-6274-8533
	インターリブ	03-6416-1861
	VOIRY STORE	http://voiry.tokyo
	エストネーション	0120-503-971
	ELENDEEK	03-6853-0100
	エンピーアール	03-6876-3783
	オンワード樫山	03-5476-5811
	カオス横浜	045-534-5355
	カシラ ショールーム	03-5773-3161
	ゲストリスト	03-6869-6670
	コンバースインフォメーションセンター	
		0120-819-217
	ジュンカスタマーセンター	0120-298-133
	SLOLI	jp.sloli.store
	XEXYMIX	xexymix.jp
	チャンピオン ブランドハウス シブヤ トウキョウ	
		03-5962-7600
	dix	www.dix-online.com
	HAUNT代官山	03-5728-8797
	フィルム	03-5413-4141
	フラッパーズ	03-5456-6866
	ホリスター	03-5531-3133
	ホワイトオフィス	03-5545-5164
	マリハ 伊勢丹新宿本店	03-6457-7128
	ルルレモン	080-0080-4090
	Lemme.	www.lemme.tokyo
	ONEARTS	https://onearts.store/
BEAUTY	イーラル お客様相談室	0120-36-1186
	花王	0120-165-698
	haruお客様センター	0120-596-806
	ヒロセ	0120-816-026
	ホットタブ重炭酸湯お客様窓口	0120-816-426

STAFF CREDIT

Photograph   SHOHEI KANAYA
                  (cover、p.002〜003、p.004〜029、p.040〜043、p.098〜100、p.122〜123)
                  YUICHI IWAYA
                  (vale.／p.030〜039、p.044〜097、p.101〜121)

Styling   YASUKO ISHIZEKI
                  (cover、p.004〜029、p.040〜043、p.098〜100)
                  HIROMI CHIBA
                  (p.030〜039、p.044〜097、p.101〜121)

Hair&Make up   MIKAKO KIKUCHI[tron]
                  (cover、p.004〜029、p.040〜043、p.098〜100)
                  RITSUKO AINO
                  (p.030〜039、p.044〜097、p.101〜121)

Illustration   YAMYAM(p.021〜023、p.108〜109)
                  3D-HUMANBODY GRAPHICS SATO(p.045〜055)

Design   COSTA MESSA

Props   EASE
                  BACKGROUNDS FACTORY

Movie   JUNKO YAMANOUCHI

Composition&Edit YUKA OZAKI(p.002〜100、p.110〜123)
                  YOKO TOYOIZUMI(p.101〜109)
                  AKIKO TAMURA[SHUFUNOTOMOSHA]

Special thanks   TOMOYASU IIO[IKUSHIMA KIKAKUSHITSU]
                  SAKI WATANABE[IKUSHIMA KIKAKUSHITSU]
                  KAORI HIRAIWA

優木まおみ

1980年佐賀県生まれ。タレントとして情報番組のコメンテーターやファッション誌のレギュラーモデル、CMなどで活躍。2013年結婚。2014年に長女、2017年に次女を出産。次女出産後の不調を改善する目的からピラティスを始め、そのすばらしさに開眼。2019年にBASIピラティスインストラクターの資格を取得し、ピラティスインストラクターとしても活動している。インストラクター6人体制でピラティスなどのレッスンを配信するトータルボディサロン「resizestyle（リサイズスタイル）」主宰。2020年、中目黒LABOもオープン。
https://linkfly.to/resizestyle
🄾：@yukimaomi
▶：Maomi CHANNEL

忙^{いそが}しいなら ピラティス以外^{いがい}ぜんぶやめていい

令和3年3月31日　第1刷発行

著　者　優木^{ゆう き}まおみ
発行者　平野健一
発行所　株式会社主婦の友社
　　　　〒141-0021
　　　　東京都品川区上大崎3-1-1
　　　　目黒セントラルスクエア
　　　　電話03-5280-7537（編集）　03-5280-7551（販売）
印刷所　大日本印刷株式会社

■本書の内容に関するお問い合わせ、また、印刷・製本など製造上の不良がございましたら、主婦の友社（電話03-5280-7537）にご連絡ください。
■主婦の友社が発行する書籍・ムックのご注文は、お近くの書店か主婦の友社コールセンター（電話0120-916-892）まで。
＊お問い合わせ受付時間　月〜金（祝日を除く）　9:30〜17:30
主婦の友社ホームページ　https://shufunotomo.co.jp/